［美国］查维·伊芙·卡尔科夫斯基 著

苏文敬 译

生育笔记

产科医生的真实故事集

High Risk

Stories of Pregnancy, Birth, and the Unexpected

Chavi Eve Karkowsky

译林出版社

图书在版编目（CIP）数据

生育笔记：产科医生的真实故事集 /（美）查维·伊芙·卡尔科夫斯基（Chavi Eve Karkowsky）著；苏文敬译.
—南京：译林出版社，2023.11
（医学人文丛书 / 梁贵柏主编）
书名原文：High Risk: Stories of Pregnancy, Birth, and the Unexpected
ISBN 978-7-5447-9879-2

Ⅰ.①生… Ⅱ.①查… ②苏… Ⅲ.①产科学 – 临床 – 医学 – 普及读物 Ⅳ.①R714 – 49

中国国家版本馆 CIP 数据核字（2023）第 159899 号

High Risk: Stories of Pregnancy, Birth, and the Unexpected
by Chavi Eve Karkowsky
Copyright © 2020 by Chavi Eve Karkowsky
This edition arranged with Dystel, Goderich & Bourret LLC through Big Apple Agency,
Labuan, Malaysia
Simplified Chinese edition copyright © 2023 Yilin Press, Ltd
All rights reserved.

著作权合同登记号　图字：10-2022-127号

生育笔记：产科医生的真实故事集　　[美国] 查维·伊芙·卡尔科夫斯基／著　苏文敬／译

责任编辑　黄　洁
装帧设计　周伟伟
校　对　王　敏
责任印制　单　莉

原文出版　Liveright Publishing Corporation, 2020
出版发行　译林出版社
地　址　南京市湖南路 1 号 A 楼
邮　箱　yilin@yilin.com
网　址　www.yilin.com
市场热线　025–86633278
排　版　南京展望文化发展有限公司
印　刷　苏州市越洋印刷有限公司
开　本　880 毫米 ×1168 毫米　1/32
印　张　10.375
插　页　4
版　次　2023 年 11 月第 1 版
印　次　2023 年 11 月第 1 次印刷
书　号　ISBN 978-7-5447-9879-2
定　价　68.00 元

主编序
生命、医学和人文故事

在我们能看到的所有现象中，生命现象是最神奇的。

伟大的美国物理学家理查德·费曼在他的畅销书《费曼物理学讲义》的开篇指出："如果某种大灾难摧毁了所有的科学知识，我们只有一句话可以传给下一个（智慧）物种，那么用最少的词汇来表达最多信息的陈述是什么？我相信这应该是原子假设，即万物都是由原子构成的。这些微小的粒子一刻不停地运动着，在彼此分离时相互吸引，但被挤压在一起时又会相互排斥。只要略加思考和想象，你就可以从那句话中得到关于这个世界的大量信息。"

"一切生命世界的行为都可以被理解为原子的颤动和扭动。"

一堆杂乱无章的原子在一定的物理规则之下排列组合，变成了性质各异的分子，这是生命的物质基础，我们所了解的所有生命，都是建立在这个物质基础之上的；一堆性质各异的分子在一定的物理规则之下排列组合，又变成可以从外界获取能量，从而完成自我复制的细胞，这是生命的原始状态。我们所知道的所有生命，都是从一个细胞开始的；一堆完全相同的细胞，在外界能量驱动下不断复制的过程中出现了几个随机的错误，生成了性质各异的新细胞，这是生物世界多样性的基础，我们所看到的各种美丽的生命形式，竟然都源于这些"不经意的复制错误"……

细胞的协同形成了器官，器官的协同塑造了小草和大树，塑造了小狗和大象，也塑造了你和我。

下一次，当你看到一棵叶片被压弯的小草，奋力托起一滴露珠，在阳光里闪烁着晶莹；当你看到一株挺直了躯干的大树，轻松抖落一身雪花，在乌云下舞动着狂野，你是否会想：若干年前，我们都曾是一堆杂乱无章的原子？

下一次，当你看到一条摇头摆尾的小狗，当你看到一头步履沉重的大象，你是否会想：曾经有一天，我们都只是一个尚未分裂的卵细胞？

科学把我们带到了生命的源头。

费曼教授在谈及生命现象时还指出："我相信，（艺术家）看到的美丽对我和其他人来说也都是可以看到的，尽管我可能不如他在审美上那么精致……我也可以欣赏花朵的美丽，但我对花的了解比他所看到的外观要多。我可以想象其中的细胞和内部的复杂机制。我的意思是，（花朵）并不只在宏观的尺度上很美，在微观的尺度上，它们的内部结构和进化过程也很有美感……科学知识只会增加花朵的美感和神秘感，人们对花朵更加兴趣盎然、惊叹不已。"

将在 10 个月后长成你的那个受精卵细胞开始分裂了。

在第 7 周时，当超声波的探头第一次"听"到你的心跳，你的整个"躯体"才一颗蓝莓那么点大！

到了第 9 周，你长到了一颗樱桃的大小。你已经不再是胚胎，而是已发展为胎儿，虽然消化道和生殖器官已形成，但即使是最有经验的技术员，要辨出你是男孩还是女孩也为时过早。

第 15 周到了，你仍旧只有一个苹果的大小，但你的大脑已经开始尝试控制你的肌肉。你能够活动肢体，甚至可以翻跟斗，吮吸大拇指的"坏习惯"也有可能已经形成了，但是你妈妈还不知道，也管不到你。

在第 23 周时，你猛增到一个木瓜的大小。这时你的听力已经相当发达，开始能识别妈妈的声音，以免日后一"出门"就认错了人。至于爸爸的声音嘛，没那么重要，再等一个月（第 27 周）吧。

第 32 周到了，你差不多是一棵大白菜的尺寸。这时你的味蕾已基本长成，你会在吞咽羊水的时候知道妈妈今天是不是吃了大蒜。你没有选择，只能习惯于妈妈常吃的食物，日后挑食也不完全是你的责任哟。

终于到了第 39 周，你已经长到了一个西瓜的大小，感到了周围空间的狭小，稍稍展臂和伸腿都会引来妈妈的注意和安抚。于是你们俩默默地"商量"：时机成熟的话就到外面的世界去（来）看看吧。

从第一声响亮的啼哭开始，你踏上人生的旅途，义无反顾地一路走去。虽然欢笑多于苦恼，但是每个人都会生病，这是生命的一部分。

没有人能真正记住第一次生病吃药的感受：妈妈说你很乖，不哭也不闹；爸爸却说你一口全吐了出来，弄脏了他的衣裤。也没人能真正回忆起第一次看病打针的情形：妈妈说你很勇敢，还冲着打针的护士阿姨笑呢；爸爸却说你哭得那个惨啊，两块冰激凌才止住。

因为每个人或早或晚都会生病，所以我们有了医药学，一门专门研究疾病与治疗的学问。千百年来，医药学的精英们一直在探究生命的奥秘、疾病与健康的奥秘。在 21 世纪的今天，我们对于生命、疾病和健康的认知达到了不可思议的深度和广度。

1981 年 4 月 26 日，在迈克尔·哈里森医生的主持下，美国加利福尼亚大学旧金山分校医院进行了世界上首例成功的人类开放式胎儿手术。接受手术的孕妇腹中的胎儿患有先天性的尿路阻塞，出现了肾积水，这很可能导致胎儿在出生之前就肾脏坏死，危及生命。为了抢救胎儿的生命，做手术的医生给胎儿做了膀胱造口术，在胎儿的膀胱中放置了一根临时性的导管让尿液正常释放。胎儿出生之后，医生又进行了尿路再造手术，彻底解决了这个婴儿的遗传缺陷。

也许你开始想象，手术时这个胎儿才多大？他能感觉到疼痛吗？做这个手术的医生必须何等精准？也许你还会想：这种先天性的遗传缺陷是如何发现的？是哪一种先进的诊断技术隔着肚皮还有如此高的可信度，可以让接诊的医生如此精准地知道是胎儿的尿路出现了阻塞？

每年在美国出生的约 400 万婴儿中，约有 12 万（约占 3%）患有某种先天性缺陷，其中一部分可以在出生后得到成功治疗。随着胎儿影像学和各种无创产前检查技术在过去几十年中取得突破性进展，我们对胎儿发育的了解也有很大程度的提高，越来越多的诊断工具使我们能够更精准地识别胎儿发育过程中出现的病情及其恶化的程度和速度，同时辅助我们开发新的医疗技术来帮助子宫内的胎儿早日康复。

如今，胎儿治疗被公认为儿科医学中最有前途的领域之一，而产前手术正成为越来越多具有先天性缺陷的婴儿的一种治疗方案。在婴儿出生之前我们就可以相当准确地了解其发育和成长，及时发现可能出现的病变并实施治疗，这是所有家长的祈盼，也是几代医生的夙愿。

2012 年 4 月 17 日，年仅 7 岁的美国女孩艾米丽成为第一个接受"融合抗原受体疗法"（Chimeric Antigen Receptor Therapy，简称 CAR-T 疗法）治疗的儿科患者。在其后的几个星期里，费城儿童医院的医生从艾米丽的血液中提取她的免疫 T 细胞，将其在体外培养，然后用最先进的生物工程技术对这些免疫 T 细胞进行了化学修饰，使得这些免疫 T 细胞能有效识别正在艾米丽体内野蛮生长的癌细胞。体外实验成功之后，这些修饰后的（融合抗原受体）免疫 T 细胞被重新植入艾米丽的血液中，再次与癌细胞决一死战。

从 5 岁开始，勇敢的艾米丽与一种最常见的儿童癌症——急性淋巴细胞白血病——顽强地抗争了两年，她的医生穷尽了当时已有的一切治疗方法，在取得短暂的疗效之后，癌细胞总是一次又一次卷土重来，侵蚀着她越来越虚弱的生命。这一次会有不同的结果吗？修饰后的免疫 T 细胞移植后，剧烈的免疫反应开始了，昏迷中的艾米丽在生与死的边缘足足挣扎了两个星期。她战胜了死神，苏醒过来，随后的测试震惊了所有人：癌细胞不见了，而那些修饰后的 T 细胞仍然在那里，准备清除任何试图卷土重来的癌细胞。

在许多人的眼里，这样的描述似乎只应该出现在科幻作品而不是科普作品中。如今，随着基因编辑技术的突飞猛进，我们的医疗技术已经精准到了患者免疫细胞表面标记分子的水平，大概不能更精准了。当然这只是开始，在分子水平和细胞水平上，我们对疾病和健康的了解刚刚揭开了一角，还有许许多多的未知等着我们去深入探索。

如果说产前手术与 CAR-T 疗法代表了医药学发展的深度，那么全球基础公共卫生系统的建设和疫病防控则体现了医药学涉及的广度。例如，天花病毒被牛痘疫苗彻底灭绝，引起河盲症的盘尾丝虫已经在伊维菌素的围剿下成为濒危物种……

2019 年 6 月 18 日，世界卫生组织在官方网站以"从 3 000 万到零：中国创造了无疟疾的未来"为题发文，高度赞扬中国人民在消除疟疾上所取得的成就：自 2016 年 8 月以来，中国尚未发现任何疟疾本地病例。

在 20 世纪 40 年代，中国每年大约有 3 000 万例疟疾，其中有 30 万人死亡。1955 年，中国卫生部制定了《国家疟疾防控规划》，各社区团结一致，改善灌溉条件，减少蚊子滋生地，喷洒杀虫剂并推广使用蚊帐。地方卫生组织建立了防控体系，以尽早发现病例并及时制止疫情的蔓延。到 1990 年底，全国疟疾病例总数下降到 12 万左右，疟疾相关的死亡人数减少了 95%。从 2003 年开始，在全球抗击艾滋病、结核病和疟疾基金的支持下，中国卫生部门加强了培训和灭蚊措施，人员配备、实验室设备、药品等方面都有改善。在其后 10 年间，全球基金提供了总计超过 1 亿美元的支持，帮助中国的 762 个县终结了疟疾，使每年的疟疾病例数减少到不足 5 000 例。

2010 年，中国提出了一个宏大的计划：在 2020 年之前消除疟疾，这是对 2000 年世界卫生组织《千年发展目标》中的疟疾目标的回应。为了达到这一目标，中国实施了一种高效的监测策略，在病例传播之前迅速发现并制止疟疾，它被称为"1-3-7"策略：在 1 天内必须报告任何疟疾病例；到第 3 天结束时，县疾控中心将确认并调查该病例，确定是否存在传播风险；到第 7 天结束时，县疾控中心将采取措施确保不再传播，包括对发现疟疾病例的社区成员进行检测。

在 2016 年上半年，全国范围内仅报告了 3 例本土疟疾病例，在 2017 年、2018 年和 2019 年均未发现本土病例，实现了3年无病例、彻底消灭疟疾的预定目标。

这是一项很了不起的成就，但是我们离高枕无忧的日子还差得很远。随着全球人口持续增长，全球化经济持续发展，对抗传染性疾病的基础公共卫生建设正面临着新的挑战。2020年，新型冠状病毒引发全球疫情，很及时地给我们敲响了警钟。截至近日，全球被感染人数已经超过250万，死亡人数也超过20万，同时还造成了全球性的经济停摆，各种次生危机与相关的生命和财产损失也将是前所未有的。

有各国政府的高度关注和积极行动，有众多民间组织的志愿加入，有医药界的全力救治和疫苗及药物研发，人类终将凭借集体智慧战胜疫情。但是我们必须警钟长鸣，进行更多的战略投资和储备，健全及时的多重预警系统，才有能力应对各种可能的全球性健康威胁；我们必须携起手来，实现公共卫生资源与信息的共享，因为疫病是我们共同的敌人。

我们走在人生的旅途上，有着各自不同的节奏、色彩和旋律，但是我们每个人的结局没有丝毫悬念，哪怕百转千回，必定殊途同归。

英国著名生物学家、教育家理查德·道金斯在他的畅销书《解析彩虹：科学、虚妄和对奇观的嗜好》中写道："我们都将死去，因为我们都是幸运儿。绝大多数人永远也不会死，因为他们根本就没有出生。那些本来可以成为你我，但实际上永远看不到这一天的人，加起来比阿拉伯的沙粒数目还要多。那些未出生的灵魂中肯定有比约翰·济慈更伟大的诗人，比艾萨克·牛顿更伟大的科学家。我们可以肯定这一点，因为我们的DNA可能造出的人数要远远超过实际出生的人数。在这种令人感到渺小的赔率中，却是你和我，本着我们的平常心，来到了这里。我们这些赢得了出生彩票而享有特权的少数人，怎么还能因为我们都要不可避免地回到出生前的状态而发牢骚？绝大多数人根本就没有这个机会！"

与生的权利一同降临你我的，是死的归宿。

普利策奖获奖作品《拒绝死亡》（ *The Denial of Death* ）的作者厄内斯特·贝克尔指出：死亡的威胁始终困扰着我们，但同时也激励着我们。贝克尔认为，我们有许多行为都源于对死亡的恐惧，都是为了减轻我们对即将不复存在的恐惧而进行的无谓努力。在这种恐惧心理的影响下，我们很难以一种平常心去面对死亡，以及死亡带给我们的悲伤。

2017 年 4 月 20 日，在生命的最后一个早晨，87 岁的查理·埃默里克和 88 岁的弗朗西·埃默里克紧紧地手牵着手，这对住在美国俄勒冈州波特兰市的老夫妇已经结婚 66 年了。

查理退休前曾经是一位受人尊敬的五官科医生，在 2012年被诊断出患有前列腺癌和帕金森病。在与多种疾病的抗争中，查理的健康状况愈来愈糟糕，生活质量每况愈下。他夫人弗朗西曾在查理工作过的一家印度医院负责营销和公共关系工作，晚年一直被心脏病和癌症严重困扰，健康状况极不稳定。

2017年初，查理感觉到终点正在临近，得知自己可能只剩下6个月的时间了，便跟弗朗西开始认真地讨论他们人生的最后选项：在何时何地以何种方式有尊严地死去？埃默里克夫妇仔细研究了俄勒冈州《尊严死亡法》的规定，该法律要求由两名以上不同的医生进行检查，确定生存期6个月或更短的预后，并多次确认意图以及患者自行摄入致死性药物的能力，整个程序不得少于15天。非营利机构俄勒冈生命终选（End of Life Choices Oregon）的资深专家为埃默里克夫妇提供了专业的咨询，解答了他们和亲属的各种相关问题。

埃默里克夫妇做出了他们自己的选择。

在那个最后的早晨，查理和弗朗西坐在轮椅里来到大厅，与家人告别，然后紧紧地手牵着手，在处方药物的辅助下一起平静地离开了这个令人留恋的世界，他们的遗体捐赠给了科学研究。

女儿和女婿在二老的许可下记录了他们的谈话和准备工作，直到最后时刻，记录下他俩最终抉择的背景以及坚定的信念。这本来只是为家人留作纪念的，但最终埃默里克夫妇同意将这些影像记录剪辑成短片《生与死：一个爱情故事》，公之于众。"他们没有遗憾，没有未了的心愿。感觉这就是他们的时刻，知道他们能永远在一起真是太重要了。"女儿如是说。

自俄勒冈州1997年成为美国第一个将医学辅助死亡合法化的州以来，已经有1 000多名临终的患者在那里完成了医学辅助死亡。从许多方面看，医学辅助死亡仍旧极具争议，但关于死亡的选择和讨论是十分有必要的。

如今在发达国家，绝大多数人死于繁忙的医院或养老院中，通常是在医生和护理人员的陪伴下。殡仪馆迅速移走死者并进行最后的护理和化妆，几天后在殡仪馆或教堂举行短暂的仪式，随后下葬或火化，一切就结束了。

我们能做得更好吗？如果可能的话，每个人是不是都应该在何时何地死亡方面有所选择？这不再是科学问题，而是人文的问题。

我们讲述生命的故事，在任何一个尺度上它们都是如此神奇美妙。我们讲述医学的故事，从防疫到治疗，它们都是如此鼓舞人心。我们讲述来自生命和医学前沿的人文故事：有急救病房的生死时速，也有重症监护室的悲欢离合；有法医显微镜下的蛛丝马迹，也有微生物世界里的隐秘凶手；有离奇死亡的扑朔迷离，也有临终关怀的爱与尊严……

译林出版社的"医学人文丛书"讲述的就是这样一些扣人心弦的故事。

医学人文丛书主编

梁贵柏

2020 年 4 月于美国新泽西

● 目录

去不去医院

产后及未来

前言 绝无小事

我是在伊冯娜·唐纳森怀孕 8 周的时候见到她的。别的 医生都不太敢相信她的状况：她四十多岁了，身上几乎没有好用的器官。长期严重的糖尿病和高血压，让她落下了肾衰、心衰、中风以及一堆别的毛病。她一周要做三次透析。可是现在，超声图像上正有个小影子忽隐忽现。

如果病人想要孩子的话，我极少建议她们终止妊娠。只有在我确确实实觉得那位女性很可能因为妊娠或分娩丧命的时候，我才会建议她终止妊娠。但伊冯娜的身体几乎连日常功能都无法维持，怀孕于她而言就有很大的风险，分娩几乎肯定会要了她的命。再就是这个胎儿：伊冯娜用的很多药都对胎儿的心脏和大脑发育有害。没人想过换掉这些药，因为她的医生好像都没想过她会怀孕，没想过她也有性生活，也有欲望，也被 人渴望。

现在，伊冯娜怀孕 8 周，我已经见过她两回了。我见过她丈夫，也在候诊室见过她大点儿的孩子们。当我终于把关于她这个病恹恹身子的各种资料都收集全了以后，我跟她说了我的看法：生下一个活婴的可能性很小，她很可能在怀孕过程中死去。为了保住她自己的性命，我建议她认真考虑终止妊娠。她冲我笑了笑，就像多年前有很多人告诉她她会死时那样笑了笑。"卡尔科夫斯基医生，无意冒犯。不过什么事都出不了。"

每次花好几个小时跟她和她的家人见完面——回答问题，指出不良后果，感觉伊冯娜根本不把我当回事儿——我会拖着沉重的步伐回到办公室，筋疲力尽又没精打采。我会对同事说："她错了。因为多小的事都会发生。多小都会！"

结果，我们都错了。我们也都对了。

…

有时候你知道你会需要母胎医学医生（maternal-fetal medicine doctor），你从一开始就知道。也许你有自身免疫性疾病已经好多年了，或者心脏不好，或做过肾移植，你知道自己一旦怀孕就会是"高危"。也许你上一个宝宝早产了，或者你已经流产过好多次了，准备最后再试一次。在这些情况下，你知道你会需要一个我这样的医生——母胎医学专科医生［也叫 MFM 专科医生，围产学家（perinatologist），或者更通俗点，叫"高危妊娠医生"（high-risk pregnancy doctor）］。我们是妇产科医生，进一步培训之后变成了母胎高危状况方面的专科医生。如果准备充分，也许甚至在你怀孕前很久我们就见到你了，对你的用药和患者管理做安排，这样一切会尽可能地安好。

但通常不是这样，你通常不知道自己需要我们。你完全健康，怀孕过程完全正常——直到情况突然发生了变化。可能是你 33 岁时怀上了第二个孩子，超声检查发现胎儿心脏的形状不太对；可能是也没什么危险因素和征兆，但怀孕 27 周你的羊水就破了；也可能是你只是觉得自己心脏有杂音，就去了诊所，但怀孕这个耐力事件暴露出你有很复杂的心脏问题，这会让你的妊娠和分娩有生命危险；还有可能，你是一个 19 岁、刚生完孩子的妈妈，出血太多太快，这时你就是产后高危妊娠了，虽然截至目前一切都处于低风险水平。

处理好以上每一种或者说所有状况，就是我的工作。

…

我之所以写这本书，是因为我觉得自己做的是世界上最有意思的工作。在决定当一名医生的时候，我对自己的部分认识是，我是个有点爱找刺激的人，而在那之前我觉得自己是个好脾气的书呆子。我原以为自己会成为一名精神病学家或儿科医生。我原以为自己会是那种抱着病历夹坐在诊室里的人：说得多，做得少。但一学医，我立刻就迷上了动手（尽管我还是爱说话）。我想参与其中，成为每天大量的戏剧性事件、流血、恐惧和欢乐的一部分。

我觉得这种强度对很多高度敏锐的学科而言很有吸引力，创伤外科和急诊医学是另外两个例子，生与死在这些地方飞速上演。但我觉得我选母胎医学是因为它是这种强度最高的地

x

方。这部分是因为产科的发展速度和规模，也因为它是常规（世界上那么多地方都有婴儿，每个人也都曾是个婴儿）和敬畏（即便没有并发症的分娩也能带来这种感受）的有趣融合。

顾名思义，母胎医学是一门处理妊娠、分娩，以及相关内科和产科并发症的专业。但这只是我们工作的起点。我们的工作涵盖生育的广大范畴：不育、妊娠丢失、终止妊娠、避孕。我们既面对生，也面对死。我们面对的是人体，有时也是人心最私密的部分。我们面对的是那些脆弱的、被爱的、被溺爱的，还有被忽视的人。我们面对的是被人们寄予厚望的一件人生大事，人们从不曾对阑尾切除或者磁共振检查寄予这样的期望。与这件人生大事一起出现的，是人们对性别、性、家庭以及作为人的几乎每一个方面产生的强烈感受。

高危妊娠方面的这项工作打开了一扇窗，让人得以窥见人生命中最黑暗和最明亮的角落，得以窥见人类的极致体验。我很荣幸可以和人们一起经历他们最痛的悲剧、莫大的耻辱以及最深的欢乐。有时我陪他们一起，由悲剧开始，穿过耻辱，走向欢乐。这样的工作是一项殊荣，也是一件礼物。

xi　　尽管实际上怀孕本身就是我们很多故事情节的核心——浪漫喜剧的甜蜜结局、维多利亚庄园里的苦涩秘密、情景喜剧中的连珠妙语，但是在我的体验中，几乎没人知道怀孕期间、之前或之后都会发生什么。好像没有人（肯定不是普通人，也不是所有医生，当然也不是很多政策制定者）理解我们的诊所和医院里发生了什么。在这个工作中，我觉得我看到了世界上最有趣、最微妙，也最极端的情况。而且我还发现，世界上大多数人对此几乎一无所知。

…

伊冯娜会怀孕，是因为她那庞大而经验丰富的医疗团队、她每天见的医生全都没有考虑到避孕或生育的问题。他们从来不谈她这个部分的健康、身体和人生。

我觉得伊冯娜想留着孩子，部分是因为她怀孕期间考量身体的方式与在其他情况下的思考方式不同。这次怀孕对她来说有点不一样：是家庭事件，而不是医疗事件；是精神事件，而不仅仅是身体事件。她跟我说，这是个奇迹。

伊冯娜愿意冒她想都不敢想的风险。她愿意为一个可能不会存在的婴儿，躺上疾病的祭坛。她跟她的很多医生一样，不想讨论自己的生殖健康，不过是出于非常不同的原因。

…

我想很少有人知道我的工作中会发生什么，因为在文化、媒体和艺术上，怀孕通常都是"从此过上了幸福快乐生活"的简称：没有并发症、细微的差别或值得探讨的东西。生育的体验对女性到底意味着什么？尽管它极其复杂，但我们的艺术和媒体几乎从未用任何真实的方式审视过它。

参加晚宴或野餐时，别人会问我做什么工作。我发现不出15分钟，我就能毁掉那场晚宴或野餐，因为我会掀起一场有关硬膜外麻醉、胎盘以及流产的热烈讨论，这些都不是人们在鸡尾酒时间通常会聊的东西。有时我会跟女士聊，但更多是跟男士聊；有时跟一位父亲聊，有时也跟一位阿姨、祖父或妯娌聊。有些人在生育之后几个月或好多年，还在消化发生在他们自己或所爱之人身上的事，而且发现这些事要消化掉很难。他们要消化的可能是惊奇或喜悦，但那里面也经常夹杂着很多恐惧和愤怒。

即便这些人知道事实——读过育儿书或者上过催眠分娩课，这种生育体验有些也是新奇而美妙，或者新奇而可怕的。他们还在适应发生过的事情，因为他们对自己看到或感受到的大部分事情完全没做好准备。

在晚宴上，我们会聊到硬膜外麻醉打得太晚了，或者剖宫产太早了，还聊到有人不得不去破烂的诊所做流产，甚至只不过是她们就医时反复出现的小尴尬。我觉得，她们在竭力应对的是或多或少的认知失调。这些体验中身体的真实状况和我们精心策划的生活的其他方面存在差距。我觉得同样令人惊讶的是，人一生病就会立刻变得很软弱。有很多情感体验要感受，但我最常听到的话大概是"真希望有人告诉过我"。

缺乏细微的差别和深度是所有医学领域的问题，但我真的觉得这个问题在妊娠和妊娠并发症上尤其突出。首先，像我前面提到过的那样，我们对孕育的期待是其他医疗体验所不具备的。我们期待怀孕分娩让我们幸福，让我们完整，我们对阑尾切除或骨密度扫描可没有这样的期待。

但我同时认为，因为我们大多数人都会受其影响，所以这也是一个问题。尽管我们可能确实没有对心脏病发作或癌症的细微差别进行充分讨论，但也不是所有人都会心脏病发作或者得癌症。但每个人都经历过出生。

在我们更大规模的公众讨论中，我们不会以任何实际或有益的方式讨论生殖健康及其可能涉及的各种并发症。我们掩盖它们，我们避而不谈，我们摆上粉色蓝色的气球，然后就那样结束谈话。事实证明，这种讨论深度的缺失带来了很多大问题。

...

随着孕周增加，伊冯娜病得越来越严重。她的血压几乎控制不住，血糖时低时高。她现在一周有六天要做透析，好帮她净化血液，增加胎儿存活的机会。但长时间的透析也让她付出了相应的代价。我们把伊冯娜收进医院的时候她怀孕 24 周，通常如果必要的话，这个周数的胎儿已经有可能脱离母体存活了。但这个胎儿还没长好，主要是因为伊冯娜有大范围的血管xiv问题。子宫、胎盘和她身上的其他部位一样有问题，所以胎儿没有得到足够的养分，她 24 周大的胎儿看着更像是 20 周大的。在跟新生儿团队和伊冯娜进行了长时间的、复杂的讨论以后，我们决定不对这个宝宝进行太频繁的检查。我们不会把她分娩出来，这个体重她活不了。我们每天检查一次胎心，伊冯娜也知道，如果哪天我们查胎心的时候胎心没有了，那就是贫瘠的胎盘供不上胎儿所需的氧气和热量了。

　　25 周过去了，尽管宫内环境很差，但一直还有胎心。之后是 26 周、27 周，到 28 周的时候，胎儿的体重终于到了 500 克，接近 24 周胎儿的平均体重了。基于之前跟新生儿团队和病人的长时间的、不间断的讨论，我们决定对这个基本达标的胎儿进行胎儿测试。

　　胎儿监护的第一天，伊冯娜的胎心监护图看着很糟，符合胎儿缺氧的模式。谁也不想让这位病人最终以紧急剖宫产收场，所以我们在白天安排了剖宫产，麻醉、重症、肾病还有其他团队都准备好了。

　　伊冯娜进了手术室。她全程都处于睡眠状态，因为以她的心脏功能而言，仅接受脊髓麻醉很危险。为了尽可能轻柔地把胎儿取出来，团队在她肚子上做了一个很长的垂直切口。找到子宫以后，他们像开牡蛎壳一样把子宫打开，胎儿还没长到能通过其他方式分娩的程度。孩子被交给了新生儿团队，他们把最小号的管子插进了她的喉咙，然后把她推去了新生儿重症监护室。一小时后，我的团队把我们的病人推到了成人重症监护室，她还睡着，喉咙里插着一根管子。我们不确定她俩有没有人能活下来。

…

　　那个搞砸鸡尾酒时间的问题不只是个人的困境。我们的媒体对怀孕的描述停留在简单和喜悦上，这会给我们这个社会带来很多层面的问题。作为个体，女性往往没做好准备去做决定，或在得知怀孕后感到恐惧，或者因为别人给她们的关于怀孕的印象与她们的真实体验相去甚远而受到伤害。

缺少真实的呈现对家人来说也是一个问题。我们关于怀孕、终止妊娠、不育、出生和妊娠丢失的故事，与每个家庭的起源有关。它们通常是我们经历或尚未经历的重要事件。对这些体验缺乏准确的媒体呈现，可能意味着我们没法了解自己家族的历史，也没法理解那些我们挚爱之人的情感。

接下来，让我们进入一个超越家庭的层面：在医疗领域，不管对患者还是医生来说，缺乏对女性健康的细致讨论都是一个问题。有一次我上班的时候，一名妇女在生完孩子后心跳骤停了。产科团队呼叫了一个代码，这是一个院内信号，让一个配备了特殊物资、由许多医生组成的急救小组迅速赶来展开复苏。医院的急救小组找不到我们，他们以前谁都没来过产科。他们不知道乘哪部电梯，也不知道去哪层楼。等他们找到产科的入口，又被一道紧锁的门挡住了。产科有一套特殊的安保系统，其设计初衷是确保婴儿不被绑架。但作为该系统的一部分，医院管理层忽略了确保急救小组能进入医院这个部分。因为这些决策，因为全院对我们整个学科的不重视，复苏开始前的很多宝贵时间都被浪费了。（最后是一个医学生听见锁着的门上传来砸门声，才把抢救小组放了进来，把他们带到了正确的位置。）

这只是患者受到伤害的无数方式之一，就因为女性的健康被隔离在她们自己的世界里。我可以跟你讲一千个患者治疗被耽误的故事，比如，急诊室医生因为"觉得不舒服"没给出血的病人做妇科检查，让她在急诊室出了更长时间的血。我可以给你讲十几个神经外科医生的故事，比如我跟他们一起照顾一位长了个很小的良性脑肿瘤的患者，他们傲慢地建议剖宫产，因为他们觉得那对患者来说更容易（专业提示：并非如此）。或者我可以给你讲讲那些透析医生，他们从来没想过让伊冯娜避孕，或者至少建议她去找个能帮她避孕的人。

沉默的代价不止于此。在我们不讨论女性健康的同时，我们的领导人和政府每天都在根据极珍稀的准确信息来制定有关女性身体的政策。很多时候，政策都是由那些既没有能怀孕的女性身体，也不知道如何照顾孕妇的人制定的。这会带来糟糕的，有时甚至是危险的政策。

最后是我的个人层面：我是一名母胎医学专科医生，我致力于女性健康。但我也是女人，也为人父母。实话实说，虽然我足够幸运，从生育中得到了我想要的，但我一路走来并不容易。我经常发现，能与我真正交流、能理解我经历了什么的人，只有我的同事们。这好像不大对。当时和现在我都觉得，即便那些同事不是母胎医学专科医生的人，也该认识一些能理解发生的事、理解这项工作的人。

我通过这本书，把我的工作讲给你听。这本书中有一些故事是我的，但大部分故事都属于我的患者。写这本书之前，我慎重考虑过讲述别人故事的伦理问题。关于写这本书意味着什么，我在很多方面都有所顾虑：一些事发生在很久以前，我无法获得准许去讲那个故事，我也需要保护患者的隐私。我的担忧有所加剧，因为我的很多病人来自缺乏照顾和通常遭到歧视的群体，比如有色人种女性，生活在美国一些最贫困社区的女性。毫无疑问她们该有更多的机会讲述自己的故事。当然，在我们的关系中存在固有的权力差异：大多数情况下，我是医生，我是对她们的身体和生命相当有影响的机构的一部分，是掌握权力的那个人。在这些情况下，我还是一名白人女性，这让我在跟我很多病人互动时又获得了另一种权力。这是我需要承认的一层特权。

为了解决特权带来的这些差异，我在整本书中做出了一xviii些选择。尽管本书中的所有故事都是真实的，但我还是给所有患者都用了化名，并且改变了具有识别性的细节，以保护她们的隐私。大多数情况下，我选择的都是几年甚至几十年以前的故事。另外，我给你讲述的场景都发生过不止一次：我讲的是一个真实患者的故事，但我选用的所有医疗细节都是我见过很多次的临床场景。或许最重要的是，我在讲述这些故事时意识到，我只是在表达自己的观点，我无法了解故事的全部。

即便有这些限制条件，我也还是决定继续讲述这些故事，因为它们太重要了。从某些方面来说，正是出于这些原因，正因为我是一名医生，是这个体系的一部分，是有影响力的那个人，我才希望人们会开始谈论并承认这些故事，那是我权力的一部分。通过用这种权力开启这场对话的我希望，有一天我们能把那些想用自己的声音讲述自己的故事的女性推到台前。

在整本书中，我用"女人"（women）和"女性"（female）来指代顺性别女性。我不想否定跨性别女性或出于某种原因没有生育能力的女性的存在。另外，我知道跨性别男性确实会怀孕，有妇产科就诊的需求，而且这些需求往往得不到满足，这是不可原谅的。这些人和他们的故事也扣人心弦且非常重要，我会在有关他们的书里读到他们的苦难经历。但这本书讲的是我在工作中接触的那些患者的故事，这个群体几乎完全由顺性别女性组成，在这本书里，我一般会使用她们指代自己的语言来指代她们。

在这本书里，我偶尔会讲一个故事但不告诉你结局。这会让人们感到沮丧："可是后来怎样了？"他们会问，有时还会生气。但事实是，有些结局我也不知道：我工作的基本特征就是这样，有时人们就是不见了。有时是患者不见了：她们出院了、离开了，或者只是再也没回过我的诊室。有时是我不见了，我一周的值班结束了，或者进入了新一轮的排班，或者去度假了，或者换了一家新医院。这本书中会有一些故事没有让人满意的结局，因为我的工作实际就是这样的，生活也是这样的。

本书大致是按照怀孕经历的顺序组织的。但它并不是孕期指南，也不是介绍女性可能出现的所有糟糕状况的详尽操作指南。因此，本书可能不会涉及某个特定的问题或临床状况。它可能不会涉及生殖保健的一些重要方面，尽管它确实也涉及了一些。实际上，这本书是对我数年临床实践中见到的以及我个人生活中那些故事及其模式的探讨，我认为它们值得反思。

我写这本书是因为，我的工作让我能接近世界上那个珍贵、美丽而又隐匿的角落。那个角落寻常、乏味又平凡，它必然属于每一个人；同时，它也充满了非凡、一生仅此一次、极其复杂的体验，这些体验让女性和她们的家人变得比我们大多数人知道的都更强大、更勇敢，也更脆弱。我写这本书是因为女性健康及生殖健康是人类的健康，她们是我们的一部分。我写这本书是因为我认为我们需要看到这些故事，并更好地了解它们。

…

伊冯娜在重症监护室里艰难度日。就像我们担心的那样，
对她的管理让人左右为难。她需要补液，因为不补液她受损的心脏就泵不出足够的血液，但如果我们给她补液，她就会肺积水，因为她没有功能正常的肾脏来滤过和排出水分。在透析和血压控制上，我们像是在坐过山车。后来我们又担心感染和可能出现下肢血栓。有几个可怕的夜晚，重症监护团队唯一能做的就是把她的重要生命体征维持在接近正常的水平。有几个夜晚，我们甚至不确定还能不能把她唤醒。

但几天以后情况开始好转。伊冯娜的呼吸有所改善，呼吸管也拔掉了。大约一周以后，她回到了我们产科。很久之后她出院了，继续在家做透析和治疗。

她的出院时间先于她的孩子很久，尽管胎龄相对较大，但

这个婴儿是新生儿重症监护室里个头最小的孩子之一。我见过有人推着伊冯娜去看孩子。我们拥抱并交流了进展——伊冯娜的心脏稳定了，但孩子的心脏更差了，或者伊冯娜的血糖飙升，但孩子的血糖终于控制住了。

到伊冯娜出院的时候，她的孩子已经出现了极早产儿的所有并发症：呼吸问题、营养问题、感染。她的颅脑成像上有中度脑损伤的迹象，也许是因为中风，也许是因为她在宫内和宫外受到的各种压力。那个孩子需要一次又一次的手术。四个半月以后，孩子终于活着出院了。我不知道在那之后她的人生怎样了。我不可能知道十年之后她的人生会是什么样子。我只知道今天我写下这些文字的时候，她还活着。

最后，什么不寻常的事都没发生：妈妈和孩子都活着回家了。然而，多小的事都发生了，而且还将继续发生，日日如此。

孕早期

第一章
孕期恶心呕吐：我们对你的帮助是否足够？

恶心比疼痛还糟。

我记得我第一次怀孕最开始那些天就是这么想的，我曾经为这次怀孕祈祷、哭泣、绝望和苦恼。就像我们产科同事说的那样，这是一次被期待已久的怀孕。然而，一进入第6周，我就开始痛恨每一分每一秒。有时候我会醒过来，抓着床沿，就好像船只失事后待在一条极不稳定的木筏上。我躺在那里，脑子和胃都在翻腾，我能做的只有呻吟，我都没法试着翻身或坐起来。我的身体在这个世界上的存在方式，让我的大脑深感困惑。任何动作都会加剧这种困惑的感觉，都会让我的身体抗拒我当时看到的东西。我一动不动并不是因为怕呕吐，呕吐能让我得到可怕而又短暂的缓解。我不动是因为我动不了。

我记得一两天后，我给我医生的办公室打了个电话。

"你脱水了吗？"护士问，"你体重下降了吗？"

"没有，我觉得没有。我是说，还没有。这才过了几天。"我说，"可是明天我有门诊，我得去上班。"

她告诉我如果我体重没下降，我可以试试糖姜，试试那些治疗晕船的指压带。但他们不想给我开治恶心的药，因为他们担心那会影响早期胚胎的发育。

"但我有工作，必须得去上班，像你一样。"

"你会没事的，亲爱的。试试糖姜。"

我试了糖姜，试了指压带，试了维生素 B_6。什么用都没有。我知道我想要的药没那么大风险；我为我自己的病人查过资料，还给他们开过好多次。我还得去上班，去照顾那些病人。绝望之下，我给自己开了张处方。

用上这些药，我没有感觉很好，甚至算不上良好。但我能起床穿衣服了，能开车去办公室了，我能正常上班谋生了。

...

孕期恶心呕吐〔Nausea and vomiting of pregnancy，简称"孕吐"（NVP）〕很常见，它发生在 70%—90% 的孕妇身上，常见到有时我们很难说清它到底是病，抑或只是怀孕过程中一个令人不快的常规部分。

很多学派都试图探寻孕吐的意义。它是否曾经帮助孕妇免于中毒？我们并不清楚，虽然有很多研究都试图弄清这一点。最流行的学说之一认为，孕吐的时间，恰恰是孕早期需要清淡饮食，需要避开那些会损害脆弱胚胎的食物的时期。[1]

我们确实知道孕吐和降低流产风险之间存在相关性，但这并不是说孕吐会让妊娠更稳定，实际情况要颠倒过来：胎盘分泌的激素跟恶心有关系，所以一个更强大、更高效的胎盘也意味着更频繁的恶心。甲状腺疾病也和孕吐有关，这是因为甲状腺激素和胎盘分泌的人绒毛膜促性腺激素[1]在分子结构上有一端是一样的，人体分不清它们。这也部分解释了为什么孕吐看起来很像重度甲亢。孕吐的另一种解释是，怀孕期间胃会更加松弛，很难及时清空。²

说到底，我觉得对孕吐原因的寻找分散了我们的注意力。很显然，不管孕吐是怎么开始的，也不管它为什么能延续到今天，在当今这个时代，孕妇的恶心并不能让她们或她们的孕育更健康，更快乐。实际上，孕吐还让孕期的一些基本需求难以得到满足，甚至是根本无法满足，比如吸收足够的热量供胚胎发育，或者喝足够的水，以扩充血容量，供给孕期的子宫。

给这种痛苦一个理由，以及尝试从进化的角度探寻孕吐的意义，都很有吸引力。作为人，我们经常想要或需要从我们遭受过的痛苦里寻找意义。甚至可以说，我们在寻找这种意义的过程中创造了大量的艺术和美。

但痛苦有意义，不等于痛苦有存在的必要。有太多时候，**6**
我们因为寻找孕吐的意义错过了最关键的一点，那就是女性在受苦。我们能试着从进化的角度解释孕吐为什么重要，也可以从叙事或神学的角度相信，自从夏娃偷吃禁果开始，痛苦就已

---

[1] 就是验孕棒检测的那种激素。——译注（本书页下注均为译注，下文不再一一标明。）

经隐藏在了孕育过程中。所有这些解释都在让孕吐看上去合理甚至必然，好像只有母亲们受苦，才能让怀孕成为神迹。

但这当然不是真的。就像其他很多病痛一样，要是孕吐神奇地消失了，那不会造成任何伤害。消除孕吐的痛苦是一个有价值的目标。人类对意义的追寻有时会掩盖一点，那就是痛苦本身其实毫无价值；这种追寻以受苦者为代价，将苦难升华。

这并不是说，在我们现有的技术条件下，治疗孕吐没有代价。总是要付出代价的，药物的作用也是有限的。就像我的一位执业护士很多年前说过的那样，母亲在孕早期摄入的所有物质都有利有弊。用药也有代价，这代价常常是我们没法确切了解的，甚至在几年、几十年内都没法了解。有时候，代价是当我们看见自己的孩子步履蹒跚，或者因为多动症需要用药，或者得了癌症时那种不知缘何而起的愧疚。这些可能跟吃药没关系，之前的研究也都这么说，但我们永远也不能百分百确定，所以，哪怕一丝一毫的可能性都会让父母背上负罪感。

这就是很多孕吐的女性不接受药物，她们的医生也不给她们开药的主要原因。不过谢天谢地，对大部分孕妇来说，孕吐都很轻微，时间也短，不用吃药。即便对这些女性来说，孕吐也已经很难熬了，甚至还会造成心理创伤。当孕吐更严重的时候，要付出的代价就更大了。

…

对于严重孕吐我们确实有个名字，当孕吐跨过某条看不见的界线时，我们就称其为妊娠剧吐（hyperemesis gravidarum，简称 HEG）。那条线是看不见的，因为对于从什么时候开始使用更严重的标签并没有明确的标准，[3] 但典型的情况是孕妇出现顽固性呕吐、临床脱水和体重减轻。

近来，我认为妊娠剧吐是孕吐的黑暗面：同种包装的同种产品，但现在多了 20% 的痛苦和 60% 的棘手。但在可靠的静脉补液或能对抗恶心的药物出现之前的时代，妊娠剧吐可不止如此：它可能是致命的。

很多死于妊娠剧吐的病例出现在 20 世纪初之前，医学文献中对此有所描述。最著名的死于妊娠剧吐的病例可能是夏洛蒂·勃朗特（尽管她的消瘦症和怀孕有没有关系仍存争议）。[4]

在可靠的静脉补液出现以前，妊娠剧吐的严重性引发了大量治疗方法的尝试。19 世纪中叶的医学杂志里讨论了用水蛭放血来缓解妊娠剧吐的广泛应用。泻药或鸦片酊（一种鸦片制剂）等其他手段也有人在用。1847 年，一位医生写道："光是看到有这么多治疗手段，就知道治疗这种疾病有多困难。"那时医务人员的绝望可见一斑。[5]

如果妊娠剧吐解决不了，病人就会严重脱水、营养不良、精疲力竭，医生有时候会提出诱导"早产"。考虑到早产儿或各种新生儿复苏的资源都有限，提出这种治疗方案其实就是在建议终止妊娠（尽管一些被描述为足月或接近足月的病例最终确实产下了活婴）。这在今天的我们看来是一种极端的手段，对那时候的他们来说也是一样。1847 年，弗利特伍德·丘吉

8

尔在他的教科书《女性疾病》中，对于如何以及为什么要给这样的患者进行引产做了技术性的讨论。他从道德上捍卫这种行为，反对那些拒绝这样做的人：

> 现在第七个月过半，我觉得她可能活不到第九个月了。因此，我建议实施早产；但我不想把全部责任都揽到自己身上，我需要朋友们去请个德高望重的人来见我。来的那位先生欣然同意我的意见，但没觉得危险有这么紧迫。因此，他认为最好再等两周……
>
> ［病人病情明显恶化］……现在我告诉他，如果他还没下定决心，我已经下定决心了。我补充道，如果他选择实施早产，他可能会那么做：但我认为时机已过，他也是。又过了两天，病人死了。现在我不认为"假如在合适的时机提前引产，这位女士就能康复"这句话一定正确，但我的观点确实如此。[6]

丘吉尔医生最后强调："对这样一个病例来说，几乎任何治疗都是合理的；而一个可能为病人提供额外的安全生存机会的治疗方案，必会被视为巨大的福祉。"[7]绝望的时代呼唤医学采取孤注一掷的手段。在这个病例中，成功不是指一个健康的婴儿和一个健康的母亲；有时候让女人从怀孕中死里逃生，就已经足够成功了。

在 19 世纪，妊娠剧吐不被看成一个小麻烦，它不会被当成瘾想对待，它不是一种主观上无定形的疾病。它很常见，很真实，有时还很可怕。医生们对待它很认真，因为这种痛苦很尖锐，而且有时候它还会导致流产或死亡，或者二者兼有。

…

20世纪初的某个时候，这种态度和方式发生了转变。20世纪20年代静脉补液出现，到1945年，这种做法在孕妇中就很常见了。[8] 在那之后，遭受孕吐和妊娠剧吐的人数没有变少，但死于这些疾病的人少多了。大约从那个时候开始，医学上看待这些疾病的方式发生了很大的变化。

在19世纪和20世纪初的科学界，使得孕吐和妊娠剧吐如此令人困惑的部分原因在于，随着医学诊断能力的进步，我们对这些特殊疾病的理解仍然停滞不前。例如，对这些病人进行尸检我们会发现，除了怀孕，没有任何明显的结构异常可以解释她们的症状。没有明显的病理变化，没有阻塞、解剖异常、肠管颜色变化、胀得像气球一样的结肠。随着情况变得依然常见但没那么致命，医学抛弃了它的解剖学工具，开始向非物质性的要素寻求解释。那时人们对神经学知之甚少，但神经系统功能失调好像给了孕吐和妊娠剧吐一个合理、无形的解释。之后这些病被称为神经症，这是那个时代的风格。当早期精神病学和弗洛伊德出现以后，开始影响到科学文化几乎各个方面的精神分析和哲学，与孕吐和妊娠剧吐的神经症解释完美融合到了一起。

10

1881 年（就是弗洛伊德从医学院毕业的那一年），F. 阿尔费尔德（F. Ahlfeld）通过纯粹的精神疗法治愈了一名患者的妊娠剧吐，在随后几十年里，这个案例一直被当作孕吐有精神病学基础的证据来引用。[9] 弗洛伊德的学说很容易与神经症是孕吐病因的观点结合在一起，这被进一步归结为"对受孕过程的厌恶，对丈夫和未来孩子的憎恨"。[10] 这些观点有极其持久的影响力，在 1968 年的一篇代表性文献中，德尼斯·费尔韦瑟引入了对孕吐和妊娠剧吐的讨论。他说："大部分重症患者身上，都存在潜在的情绪紊乱的因素。"[11] 直到 20 世纪 90 年代，妊娠剧吐的心理学根据才被介绍给患者。[12] 精神病学上的关联非常强大而持久，至少在整个 20 世纪，几乎所有关于孕吐或妊娠剧吐的讨论都会提到这一点，以至于现在美国妇产科医师学会（ACOG）的指南还在强调那个问题："心理治疗在孕吐的治疗中有作用吗？"（至少到 2004 年，答案是"几乎没有证据表明治疗有效"。）[13]

在对妊娠剧吐的神经症解释中，细微的差别确实存在，呕吐被描述为以下任何或所有情况："通过一种无意识的、试图通过口腔流产的方式，抗拒女性气质，抗拒怀孕或成为母亲。"[14] 其他学派将妊娠剧吐看作一种怀孕的矛盾心理（而不是抗拒），恶心和呕吐代表着想要孩子和不想要孩子之间的内在冲突。[15] 其他理论则暗示妊娠剧吐是性冷淡和感情关系不成熟的表现，[16] 于是，恶心不只与怀孕有关，还与女性整个的性史和感情史有关。

值得注意的是，妊娠剧吐的神经症理论从未遭到反对。医生们回顾妊娠剧吐的死亡史并提醒他们的同事："没人死于歇斯底里，即便患者死时与歇斯底里的症状极其相似，也有足够证据表明，死因不是歇斯底里。"[17]1904 年，一位名叫奥尔豪森的医生写了一篇社论提醒医疗界："妊娠剧吐的女性通常是非常理智的人。"[18]

尽管也有明智的医生呼吁大家倾听那些理智而痛苦的女性的声音，但数十年间，将妊娠剧吐诊断为精神问题或神经症的声音变得更大了。在那段时间，那些声音不仅改变了人们对疾病起因的看法，也改变了治疗方式，而最重要的可能是，改变了人们对这种疾病的感受。

在 20 世纪的大部分时间里，妊娠剧吐的治疗手段往往至少会提到一些心理疗法，精神分析也变成了治疗的主要手段。这就算不是特别有效，起码也很温和，但其他疗法开始越界，将对身体疾病的治疗变成了对某种精神疾病的处理或者惩罚。比如，建议不要给病人接呕吐物的容器，也不要给她们清理，就让她们在自己床上吐，这样她们就能彻底明白她们这么做的后果了。有位医生要求病人治疗期间不能和她的丈夫或家人联系，以便消除她对他们的反感，这反感就是他们以为的导致恶心的深层原因。其他指南鼓励医生唤起恐惧，以对抗被认为一开始就隐藏在恶心背后的神经症。[19]

这些手段从未得到广泛应用，而在应用时也经常会激起同情心或同理心。然而，现在再来看这些关于孕吐的精神病学解

12

释及治疗，会感到它们的总体效果是引起对有这种状况的孕妇的巨大愤怒。尽管可能出发点是为了治疗，但一旦认同孕吐和妊娠剧吐是虚构出来的精神问题这种观点，医生和患者就都进入了一个世界，在这个世界里，忽视女性的痛苦和因为这种痛苦谴责她们，都是可以接受的。

这些遭受痛苦的女性不只为孕吐和妊娠剧吐受到谴责，更糟糕的是，她还为自己即将成为母亲、为她不满意的性生活、为她婚姻的缺陷而受到谴责。在那个世界里，这个怀着孕的痛苦病人，表现出了作为一个妻子、母亲、性伴侣，实际就是作为一个女人的失败。此外，在把妊娠剧吐看作神经症的观念里，她还是一个撒谎者，因为如果这个女人说她想要怀孕但后来又吐了，她的恶心就会被看成她真实动机的明确证据：她不想成为母亲，她讨厌她生命里的那个男人，她不喜欢怀孕所代表的性行为，或者以上全部。

13　　如果那时候的妊娠剧吐被看成一种神经症，那么那时候的治疗似乎更喜欢把身体上的痛苦与假设中精神上的痛苦联系起来，也就说得通了。缓解痛苦，减轻折磨，在成功治疗的定义中几乎不占一席之地。

当然，今天，我们认为我们相对开明。今天孕吐和妊娠剧吐仍然存在。在我工作过的每一家医院，每个时间段都有至少一两个孕早期的妊娠剧吐病人被收入院。（如果她们的病严重到了足以被我们收入院的程度，通常就完全满足了更严重的妊娠剧吐的诊断标准。）

　　　　　　　生育笔记：产科医生的真实故事集

…

维多利亚·克鲁森是一位怀孕期间恶心很严重的病人，我在住院部担任主治医师期间，在高危妊娠病房巡视病人的时候见到了她。维多利亚那时 21 岁，处于初次妊娠初期。她是在夜里被收入院的。搭班的住院医师把我叫醒，跟我汇报了病史，根据他的说法，维多利亚大概怀孕 8 周，像很多妊娠剧吐的病人那样，几周以来一直在急诊室进进出出，在过去十天里至少进过四次急诊室。医生每次都是给她开一些止吐药和静脉补液。通常，她会好转到能吃块饼干或喝点果汁的程度。有了这个好转的迹象，她就被送回家了。回家以后，有时候她能买到处方上的药，有时候买不到，因为她的保险公司和药剂师会为难她（比如，跟她说："我觉得这些药对孕妇不好，你得让你的医生给我们打电话才能拿药"），而且她的身体状况让她连出趟门办这点小事都很不容易。即使最后想方设法拿到了药，维多利亚也几乎没法让吞下去的药留在肚子里。

出院不到 12 个小时，她就又开始呕吐，第二天又开始脱水，然后又开始了梦魇般的循环。我去看她的时候是她入院后的第一个早晨，她已经至少两周没有摄入过生存所需的真正的营养或热量了。

昨天晚上，终于有人注意到维多利亚的脱水和营养不良看上去有多严重，注意到这是她第二次来到我们这间急诊室，一块饼干和一点果汁已经解决不了她的问题。医生决定将她收入

14

院，至少在这里过夜。

今天上午我们走进维多利亚房间的时候，尽管已经 10 点多了，但屋里还是很黑。昏暗的房间拉着窗帘，气味很难闻，尽管她大概八个小时前才刚从急诊科转过来。这在妊娠剧吐患者中很有代表性。几周以来，维多利亚一直感觉很糟糕，也许都没睡多少觉，所以她总是感到筋疲力尽。她热量不足，又总是恶心，这让她很难保持卫生，即使在不呕吐的时候，她也不大有洗澡的力气。

在那个黑暗的房间里，维多利亚一动不动地裹在一堆毯子里。她冷是因为从怀孕一开始，她的身体就一直在挨饿。有那么一瞬间，当我们从明亮的走廊进到病房里时，我都看不到维多利亚，她的身体一动不动，就是一堆床上用品里的一个隆起。她正在消失，不管从字面意思还是象征意义上来说，她都被自己的怀孕给吃了。

15　　决定让维多利亚住院之后，我们就给她用上了那些能帮她的药物和治疗。这些药物中有一些是特地研发出来治疗恶心的，其他药物最开始是抗癫痫或抗焦虑的，它们附带的副作用就是现在主要的用处。就像怀孕期间的很多疾病那样，我们最终用的都是最古老的药物。它们通常不是治疗恶心最有效的药物，甚至也不是毒性最小的药物，但因为它们很古老，有关它们导致出生缺陷和其他妊娠相关风险的报道时间最久远。在孕妇身上做研究存在伦理上的担忧和困难，所以孕妇最终只有这种权宜的选择，但我们会竭尽全力让它尽可能安全。

大多数妊娠剧吐的病人，每向正常生活迈近一步都要用不止一种药，所以尽管我们想尽量减少胎儿的风险，但我还是经常会推荐加上第二或第三种药物，这样我们就有更大的机会让维多利亚摄入足够的食物，维持她自身和胎儿发育的需要。

一天早上，我去看她的时候摸了摸她的肚子，试着跟她谈了谈增加一种新药的风险和好处。我还想确认这次怀孕是她想要的，而且她想继续下去，我想多了解一些维多利亚的生活状况，以及她的病对生活造成了什么样的破坏。但维多利亚不想说话，也不大听我说话。她点头让我做一个快速的腹部检查，并且稍微坐起来一点。她温柔又清晰地用"是"回答了我关于她是否想要怀孕的问题，但她的眼睛从来没完全睁开过，说了一两句话，她就摇了摇头缩进被子里，又不见了。

我们从维多利亚的房间出来以后，我检查了一下我和住院**16**医师给她下的医嘱。今天上午我们打算给维多利亚静脉用药，但今天晚些时候，我们会尝试给她换一种可以通过颊黏膜吸收的药，等她好一点，我们会鼓励她学习自己使用直肠栓剂。在她没法静脉用药的时候，这些都是能让药进入她体内的办法，让一个呕吐的女人把止吐药在胃里留到足以起效的时长可能是徒劳的。她在家里的选择越多，她就越可能好好待在家里。

眼下，维多利亚还在通过静脉输液补充维生素和糖分。在短期内，这些东西可以预防一些与脱水和营养不良相关的最严重的并发症。但我们没法通过输液管给她真正的营养，也就是蛋白质和脂肪，所以即便在我们的干预下，她也还是在挨饿。

我们的计划是让她达到能耐受口腔摄入，能用嘴喂饱自己的程度。一旦她的胃有了休息的机会，我们就可以试一下，如果我们现在的用药方案成功的话，或许就是明天早上。

但如果几天内维多利亚的状况没有改善，不能由口腔摄入真正的营养，我们就只能讨论更具侵入性的办法了。我们会试着在她鼻子里放一根管子，经过喉咙下到胃里对她进行治疗。这个选项之所以有一定吸引力，只是因为另一个选项更糟。另一个选项是在她的静脉里长期放置一根能为她提供营养的大导管。但众所周知，这些导管和之后的喂养会引起严重的并发症：血栓和难以控制的感染。

我们还会让精神健康团队去看维多利亚。她可能抑郁了，但也可能她只是很难受。很多支持妊娠剧吐有精神病学基础的研究都证实，抑郁在孕吐的女性中更常见。当然，这只是一个研究设计存在缺陷的经典案例，它创造了一个研究来证明自己的假设。这些女性恶心是因为她们抑郁，还是那令人虚弱的恶心让她们抑郁？

即便维多利亚脱离了静脉用药，能摄入一点真正的营养了，她也可能还得多住一两天院。大部分妊娠剧吐患者都要反复进出医院，很大程度上是因为这种特殊疾病的特点往往就是反复出入医院。要想不来医院，她需要的其实不是医疗，而是后勤保障：和药房的联系，稳定的医疗保险，如果情况变差可以迅速给她看病的诊所。这样的出院计划很花时间，但可以得到的回报就是减少住院，我们也希望那能减少痛苦。

我们治疗计划中最重要的部分跟维多利亚的身体关系不大，更多和她的精神状态有关。今天晚些时候，在维多利亚多睡一会儿，而且几个小时都没吐以后，我们会给她的房间通风。护士们会帮她洗个澡。维多利亚将会和我们的社工交谈，他们同意维多利亚不是抑郁，而只是难受。

一旦恶心缓解，她就会恢复日常的性情，不过她显然还在跟身体的不适斗争。一旦她不恶心了，我就能回来坐到她床边说，"我们需要谈谈我们能达到什么目标，以及'好转'到什么程度就够了"。

妊娠剧吐被认为是孕早期的疾病，怀孕 14 周以后，随着激素水平的稳定，它应该就会缓解或消失。通常如此，但有时也不是。在妊娠剧吐的情况下成功孕育的秘诀是，在最艰难的几周甚至几个月里，设定合理的预期，做好自我护理的相关安排。

坐在维多利亚的床边，我们会聊聊天。"我不想这么说，"我会说，"但即使用上所有的药物和办法，我们可能也没法让你完全恢复原来的样子。就算我们能，也得花好几周甚至更长时间。我希望不是这样，但我们得告诉你，我们能做到什么程度，治成什么样算是成功，在这段日子里，你的生活会怎么样。"维多利亚现在还没法恢复她原来的生活。借助谨慎的用药方案，她或许可以重返工作岗位，她在学校的这个学期或许还有救。但她也有可能没法回去上班或上学，我们也需要为此做好计划。

最后，维多利亚会和我们一起待上差不多一周，每天都感觉更好一点。最后，她带着好几袋子药出院回家。我们会跟医院的药房讨价还价，好在她离开前把处方上的药都拿出来，这样她就少了一个回来的理由。我们让她出院了，她跟男朋友往外走的时候，我们跟她挥了挥手。那周晚些时候，我们注意到她没有再回急诊。我们做得挺好，是吧？这就是成功，不是吗？

...

维多利亚的情况很严重，但即便没那么严重的孕吐也让人很痛苦。我的一个朋友，安德莉亚，按正式标准来说，她两次怀孕期间的恶心都很轻微。她一直很苗条，怀孕时体重只减轻了一点点，她从来不需要住院，甚至都不需要去急诊室输液。病历里没有"我不得不经常中断授课，躲到沙发后面呕吐，然后再回去把课上完"，或者"我几乎无法专注于我的实验室项目，以至于我的终身教职考核推迟了至少一个学期"这样的内容。她那段时间的病历看着一点都不起眼。如果你问她的医生，他们可能会说她在怀孕早期有点轻微的孕吐，但没有别的并发症。从很多重要的角度来说都是健康的妈妈，健康的宝宝。

但生完第二胎三年以后，安德莉亚被诊断出了癌症。她有年幼的孩子，挚爱的丈夫，还有很好的事业。安德莉亚有充分的理由积极化疗。然而她跟我说，当医生告诉她治疗方案时，她打断了医生并对他说："我不能再那么做了。我再也受不了那样的恶心了。"面对能救她性命的治疗方案，她最关心的居然是从肿瘤科医生那里要一个保证，保证她再也不会有怀孕时的那种感觉了。恶心的记忆竟然如此可怕，在这个问题解决以前，她甚至无法接受化疗。

从纸面上看，从病历上看，安德莉亚的妊娠没有并发症，但我觉得，如果你让安德莉亚自己来讲述，她会告诉你那是她一生中到那时为止最艰难的一段时光。若干年后，甚至在讨论像癌症治疗这么严重的事之前，她都要先提及那时的记忆和她经历过的痛苦。她怀孕期间的那种痛苦从来没得到过真正的处理，甚至都没人注意过它。

她的孕吐真的很轻吗？她的怀孕真的没有并发症吗？

她成功的故事，到底有多成功？

···

很久以前，女性会死于孕吐和妊娠剧吐。那时医生们的 **20** 绝望显而易见。没有有效的治疗手段或营养支持，能让病人活着出院就谢天谢地了，那也是"成功"最最基本的定义。有一天，女性不再因为这些疾病丧命了，医生的绝望也由此烟消云散。大约从那时候开始，孕吐开始变成了一种精神问题。在这种背景下，成功治疗孕吐更多是意味着让女性面对那个谎言，而不是缓解痛苦。实际上，有时增加痛苦还是治疗的一部分。

如今再也没有专业的医务人员相信孕吐源自患者的精神

了。今天，没有哪个有资质的医生或助产士会说孕吐病人性冷淡或暗地里想让孩子流产。不过，痛苦仍在继续，我们对成功的定义仍不充分。

有时痛苦继续的原因是，医疗机构还是没有把母亲的痛苦置于哪怕是可能性最小的胎儿风险之上，就像我第一次怀孕时那样。我死不了，也不用住院，所以没人问我治疗够不够成功。我渐渐丧失了生计，没了经济来源，也失去了生活中让我觉得有意义的大部分内容。但没人问过我。

有时痛苦继续的原因是，医疗机构甚至看不到我们还有问题，看不到妊娠剧吐还在导致痛苦，这种痛苦甚至跟癌症这样的在医学上引起更多关注的疾病不相上下，就像在安德莉亚的例子中那样。只要恶心治好了，没人会问安德莉亚是不是有了足够的好转。数年以后她的反应告诉我们，答案是一个非常明确的"不"。

有时痛苦继续的原因是，尽管没有哪个专业的现代医务人员会告诉女性孕吐都是精神上的事儿，但也没人费心去了解她们整体的人生，就像在维多利亚的例子中那样。每次维多利亚去急诊室，现代医学的作用就是让她活着，那就是那一天、那个小时的成功。她输了液，吃了饼干。但数周以来维多利亚在急诊室进进出出，没有医生从整体上对她进行评估。没人注意到她的体重直线下降，也没人注意到她好几周都没摄入蛋白质了。即便注意到了，他们也什么都没做。那不是他们的问题，只要那天让她活着，他们就完成了自己的工作。

有时你能通过数字评判医学上的成功：胆固醇下降了吗？血压升高了吗？孕期至少满 37 周但还没超过 42 周吗？新生儿体重至少有 2 500 克吗？患者死了吗？我们关心的很多成功都可以用这种是或不是的二分法来衡量。这些答案可以求平均数，做逻辑回归分析，还可以录入电子表格，便于度量和处理。正是出于这些原因，医疗机构特别喜欢这类结果。

但对于其他的成功来讲，定义应该更加复杂：你是否减轻了面前这个人的痛苦？这种成功之所以困难，部分原因在于，如果现在不问你眼前这个人是怎么想的，想要什么，感觉怎么样，就没人能知道答案。没人会问："我们对你的帮助是否足够？"

如果你不问她，病历上写的就是"轻微恶心，正常妊娠"，没人会注意到她会一直把这作为人生中的至暗时刻铭记于心。病历会写"多次住院"，但不会写"她完成了这见鬼的学期，并按时毕业"。你会错过所有重点，几乎一直会这样。

22

…

最终，维多利亚把她的产检转到了我们诊室，所以在她之后的孕期，每隔几周我就能见到她。我们确保她能拿到药，频频对她的恶心进行评估，并对她的用药进行调整。即便如此，最终，在接下来的一个月里，她至少每十天左右就得到急诊室待一夜，进行静脉补液和给药。但她再也不需要再次住院，我们也不用长期静脉置管了。有了营养顾问的帮助，再加上对她能耐受什么、不能耐受什么的密切关注，16 周的时候，她弄清了吃什么不吐和吃什么会吐，冰奶昔成了最终的关键，它成功阻止了体重下降。我们设计了一个详细的住院和门诊网络，让她不用进医院，不会脱水，也不会奄奄一息。我们尽可能多给她开药，我们在给药方式上也极具创造性。反过来，维多利亚学会了在即便没人接电话的时候也来到门诊，学会了即便在预约系统上搞不定也能想办法找到医生。

维多利亚的体重从来没增加，但她的肚子仍在变大。过了 26 周以后，呕吐有所减轻。32 周的时候，我在门诊见到了维多利亚，她还是恶心得厉害，无法回归工作或校园，但她已经减到了两种药，而且一个多月都没有往急诊室跑了。我们谈到这些的时候，我跟她说，她该为自己感到非常骄傲——这些都很难对付。这是一份全职的工作——一份无薪、耗费体力又时刻在岗的工作。维多利亚挤出一个微笑，她有了黑眼圈。当她站起身沿着走廊走去做下一次预约的时候，她走得很慢，就像一个八十多岁的女人。

维多利亚还是觉得恶心，一直到 39 周，她的羊水破了。她是顺产，分娩顺利。

产后 6 周，我在一次产后访视中见到了她，都没认出她来。现在，她是一位装扮精致的年轻女士，我发誓，我感觉自己以前从没见过她。她穿着丝质衬衫，不过真正在发光的是她，她正在我小小的检查室里大放光芒。一个胖乎乎的女婴在她椅子旁边的婴儿车里睡着了。检查完以后她准备走的时候，她说："医生，那太可怕了。那是我经历过的最糟糕的事情。但我现在感觉好多了。"

我从来没问过她，我们对她的照顾够不够好，或者她的痛苦有没有减轻。我从来没问过她我们的治疗成不成功，我们对她的帮助够不够。我们努力工作，对她倾尽所有，说实话，我觉得我无法接受她的回答。我现在也不会问她。

"很高兴你感觉好多了。"我说。她走了出去，走向她未来的人生。

第二章
医生的选择：爱是重复劳动

24　　有一个派对游戏叫"你想要？"。你想要一位和善、热情的医生，还是一位工作出色的医生？

　　我知道很多人会说这个问题本身就是错的。他们会说，医生可以两者兼备。实际上，他们会说如果一个医生不热情、不和善、不耐心，她的工作不会出色，因为她不听也听不进去成为一名好医生需要什么。

　　但这个看法并非总是正确。有时候，埋头于医生那些重复、无须思考的工作，我学到了一点：有时候和善反而会让医生远离好医生的标准。

···

25　　我估计，医生对病人的照顾中有90%都和医学院的训练无关。大约有10%的工作是决定开什么药或手术该不该做，或者实际做手术，这些是医学训练的内容。但没人教你其他90%的东西：写病历，填表，续处方，打电话让外科协调员或上门护士服务处或药房正确执行医嘱。这些工作无聊、低效、必须要做，没有它们，你做的手术、你想开的药、你煞费苦心的计划就都实现不了。用医院里的行话说，这90%的工作是"重复劳动"（scut）。

我不记得自己是怎样的了，但我的一位朋友跟我说，在她做实习生的时候，一小时又一小时、一页又一页的重复劳动让她感到沮丧，我们谈过一次话。我跟她说，重复劳动乏味得令人难以忍受，也配不上她和她接受的这几十年教育。但也只有这些重复劳动能让她的病人出院回家，回到蹒跚学步的孩子和伴侣身边，或者回到工作中去。我可能还说过，重复劳动是文书工作，但重复劳动也是爱。

在我看来，作为一种重要的情感，"重复劳动就是爱"是我们这些医学工作者的座右铭，我称之为务实的同情心（pragmatic compassion）。务实的同情心是同情或共情的一种特殊形式，但它在医学中的强大之处在于它的必要性和行动导向性。务实的同情心让所有的重复劳动得以完成，但更重要的是，它解释了**为什么**要去完成那些重复劳动。

在非医学情境下，这种同情心可能表现为家人去世那天，一位虽然未受邀请却顺路过来，没有拥抱任何人只放下一锅炖菜就走了的女士；也可能表现为一位因为客户完全不了解排气阀相关的知识而颇为不屑，但在看见后座上哭闹的孩子时又以最快的速度修好了汽车的机械师。

举个小例子：我昨天上午11点要见的病人只会说孟加拉

语，我的训练灌输给我的基本专业素质告诉我，我可以搞定这样的问诊，但事实是任何富有成效和有价值的问诊都需要大量务实的同情心。我需要务实的同情心，即便用翻译会让问诊用掉三倍于正常的时间（医生→翻译→病人，病人→翻译→医生，在最直接的翻译场景中至少是这样，尽管实际场景可能永远不会这么简单），我也不会失去耐心。完成基本的问诊任务之后，务实的同情心会让我再花点时间在孟加拉语和英语之间转换，确保分娩时她的孩子有儿童保育计划。严格来说，这不是我的工作，但我想确保她在远离家人和熟悉的事物时，也清楚自己要做什么。那15分钟不会在我的记录中占很大比例，我不能为此收费。但这15分钟很重要，所以我花了一些时间。按理说，如果她不能在需要的时候来医院，我做的其余那些事情——给她补充产前维生素，控制血压以保证安全，给她打流感疫苗——都没有多大价值。

我想澄清一下，我这里说的不是"态度好"。在这次对话中我没有特别热情（实际上我的语气无关紧要，那个男翻译的声音可能才是这位患者的主要体验），我的语气很官方，由于后面还有别的病人等着，我可能还多少有点烦躁。但我们花了那15分钟，医生→翻译→病人，病人→翻译→医生，因为这是她的需要。这就是务实的同情心。

27　　缺乏务实思想的同情心是不够的，因为在这项工作中，我们都早就知道"态度好"有局限性。我还是一名实习生的时候就学到了这一点，当时本着平等主义和女权主义的精神，我试图在产科以我的名字"查维"进行自我介绍。不用叫我"卡尔科夫斯基医生"。我们不都是医务人员吗？不都是平等的，为了共同的伟大理想来到这里？产科的护士们听到这个理论就把它一脚踢开了。对他们来说，头衔与级别高低或者从哪个医学院毕业无关。头衔归结起来很简单：你的职责是什么？你能开饮食医嘱吗？你能帮我把病人的药取来吗？因为如果你是医生，他们就知道你是做什么的，要怎么跟你打交道。如果你是查维，那你在这儿具体是做什么的？我"态度好"的尝试碰了壁。查维态度好但没有用，她必须变成卡尔科夫斯基医生，这样她就能工作了。

缺乏同情心的实用主义也有局限性。在我的经历中，同情并不是可以选择的。对病人缺乏基本的关心和爱，不管你的本意多好，努力都只是工作，对大多数人来说，没有爱的工作早早就会碰壁。我很荣幸能从事这项最伟大的工作，但即便最神圣的工作——接生婴儿、在分娩时确保母婴平安——在错误的情况下也只会变成精疲力竭的另一个源头。作为现实世界中的人，有痛苦和糟糕的抉择，有愤怒，有凌晨2点在实验室犯下的错，我们往往不够超脱。没有同情心我们就很难享受工作，然后很快就干不下去了。凌晨2点在血液、粪便和羊水中前进的道路，是务实的同情心的强大燃料。我认为，重复劳动就是爱，因为爱是重复劳动得以完成的唯一途径。

大多数情况下，务实的同情心来自患者的故事："她是一位单身妈妈，我想她很难把所有的超声检查都做了"，或者

"这附近的公共交通太糟糕了，这就是她总迟到的原因"。有时候我们听到的叙事来自患者且基于事实，但我们经常也会编故事，那会让工作变得容易一些。我们给自己讲故事，在这个故事里，这项工作很重要而且病人理应得到我们的关照。在这个故事里，我们之所以能完成这份工作，是因为我们想完成。因此，在我给她的病人虚构了一个等她回家的蹒跚学步的孩子（或者伴侣、生病的父母、工作）后，我朋友完成了出院总结这项重复劳动。我在那位孟加拉国病人身上花时间，也许部分是因为我可以假装理解我祖父母移民经历中的那种孤独，以及我自己在怀孕晚期的那种担忧。

最后，要说说务实的同情心的崩塌。当叙事浓墨重彩的时候，同情心可能会很强；但当叙事垮塌的时候，同情心也会跟着垮掉。就像很多种形式的善良那样，事实证明务实的同情心也很容易破碎。

几年前，有个患严重心脏病的 17 岁病人总是错过预约时间。心脏科很难预约，而且办公室的工作人员并不总是明白，怀孕的病人们不可能为下次预约再等上六个月。我本来可以把病人送到前台预约秘书那里碰碰运气，或者把她送到社工那里，把她当作怀孕的青少年交给他们教育。这两个选项都可以，在专业上讲也都合适。但这两个选择几乎一定会让她见到心脏科大夫的时间比计划的晚很多。

我没有那么做。我喜欢她。我喜欢她粉色的爆炸头，蹩脚的双关语，我喜欢她努力想要读完高二，我喜欢她不知所措又慈爱的妈妈。在这种喜欢和随之而来的务实同情心的驱动下，我打了四个电话，给三位医生发了电子邮件，请求他们在月底之前给这个十几岁的病人看看。当我把预约信息给她的时候，我跟她说为了这个预约，我费了九牛二虎的力气。务实的同情心让我给了她一张出租车代金券，这样她下次看病时在来回的路上就没障碍了。务实的同情心让我头一天上午又给她打了个电话提醒她。

但我务实的同情心也有限度，因为第二天她又爽约了。当我打电话问她为什么的时候，她就跟所有的青少年一样，不接电话。最后我给她妈妈打电话才终于找到她。"你为什么没去？为什么？"我就听到一句带着脾气的"我累，行吧？我不想起那么早"。我是从两个病人看诊的间隙偷了两分钟，在明亮的办公室里给她打的电话，电话打到一半我也厌倦了，厌倦了这个懒惰的孩子。我感到务实的同情心正在从我身上离开，我听到它在坠落，重重砸到地上，碎了一地。我简短而职业地跟她说了几句话，挂了电话。当时我本可以在电脑上施展魔法，我本可以想方设法给她再安排一次预约。我本来可以，但我可能不会那么做了。也许现在我只会把这事儿推给秘书。没人能说我没试过。她那生气勃勃的青少年叙事已经不存在了，没了它，我再也没精力做额外的工作。

还有一个例子。有一周，我收到大概十封急诊科的电子邮件，要求为一名病人进行"紧急"产科预约。为一位怀孕 34 周、刚从印度来的患者进行预约，这对我们来说是很常规的请求。我们的门诊知道怀孕时分秒必争，总是尽力让这些患者尽快得到治疗。最后，我额外安排了时间，在一次超声预约中见了这位病人。她打扮时髦，说一口流利、带口音的英语。她的苹果手机是新的，比我的新多了，一个 APP 里有她在印度的所有诊疗记录。我问她为什么怀孕这么多周了还出国旅行，她说："为了参加一场婚礼，还有度假。"为了度假？为了参加一场婚礼？就因为这个，我现在忙到这么晚，额外给她做了安排，还拒绝了其他需要预约的病人。为了度假？那个让我加班给她看病的故事就是个谎言。除谎言外，别无其他。

我想说清楚，我并没有玩忽职守。虽然没有务实的同情心，我还是完成了她的预约。我还是给她做了体格检查，开了化验单，做了记录。我并不粗鲁。对病人来说，这次就诊的感觉可能不一样，但还行，专业、称职。从表面上来看，差别可能很小，至少我希望是这样。

叙事垮塌的时候，我在工作上的表现会不会没有那么好？即使很沮丧，我也知道答案可能是肯定的，这种肯定是微妙的、细微的，但确实是肯定的。我过于依赖务实的同情心了。当它破灭的时候，我会没了同情心，而只剩下务实主义的渣滓。但在我们生活的这个世界，对我们这样的人类来说，这是无法避免的：最终，病人会让我失望，而如果我只有务实的同情心，我也会让他们失望。

这种失望十有八九是因为，激起我们很多人的务实同情心的故事，往往都基于某种形式的家长作风。出于这种动机工

31

作，好像医生就得是白衣骑士，病人就得是遇险少年。这种架构只适用于极其有限的故事类型，太多时候都不适用。它不适合我们在现实世界中跟容易犯错的人们打交道时出现的大多数现实状况。如果我想正常工作，还需要一些更坚实的东西，一些更深层、更坚不可摧的东西，一些不依赖故事、感觉或虚构的东西，一些与我，与患者值不值得，以及工作吸不吸引人都无关的东西。

你知道每次堕胎法在联邦最高法院或国会被提出的时候，那些有过撕心裂肺的抉择的女性占用了多少无线电波吗？"我流掉了我的孩子，"她流着泪说，"因为它活不下来。""我流掉了我 20 周的孩子，"她哭着说，"要不然我会死的。"

这些案例是真实的，而且每天都在发生，这也是为什么合法堕胎是女性医疗保健的一个重要部分的重要原因。但这些故事并不是全部真相，因为一旦终止妊娠成了合法的医疗操作，那就板上钉钉了。再有人去诊所终止妊娠的时候，没人会问她们遭受的痛苦是不是足以让终止妊娠合法。可能有人会问她们是否确定，也应该有人问她们做出这个决定是否受到了强迫。

但对大多数常规的终止妊娠来说，没人会刻意去给痛苦定量：这么多痛苦＋这么多苦闷＝可以终止妊娠。大多数情况下，终止妊娠是一项医疗操作，所以患者要么确实符合标准，要么不符合。如果符合，医生就在恰当的人际互动下完成一项技术上可行的程序。仅此而已。

很多人很难相信，给人终止妊娠的医生也未必知道，病

32

人已经有了两个残疾的孩子，在逃进收容所之前（尽管这种事很常见）还有个殴打她和孩子的丈夫。医生也不会知道病人是否仅仅是不想怀孕。终止妊娠的动机甚至可以很可怕，或许病人想要个男孩，但查出来这一胎是个女孩，所以她来终止妊娠了。医生就不做这个手术了吗？

对大多数医生来说，胎儿并不是人，但病人肯定是人，所以不管是什么操作，病人的动机并不重要。患者是一位有需求的成年人。她需要一项操作，或者需要首次产检，或者需要一名心脏专科医生。事实上，那就是我们需要知道的全部，一旦评估完成，下一步怎么做就很清楚了。

那不是务实的同情心。那是职业精神，甚或是一些不那么值得称赞的东西，一些更接近固执的东西。不管它是什么，它都是可靠的，它会带你走过激情退却不复返的日子。

我问过一个朋友，她是一名给人终止妊娠的医生，也是我认识的最敬业的医生之一。我问她有没有觉得，有的病人终止妊娠就是没什么合理的理由，也没有考虑过终止妊娠会给自己带来什么后果。朋友耸了耸肩："大部分病人的生活都非常困难，那通常就是她们做出这个艰难选择的原因。但即使她们的生活不困难，即使这个选择对她们来说并不艰难，那也不是我的事。我不了解她的生活，也不会假装我能了解。"

在我看来，说到底，和患者的距离感，也就是"我不了解她的生活"，才是关键所在。务实的同情心取决于你如何利用
33 对病人的理解，真实的、虚构的、同情的、共情的理解，所有

这些或者所有都不是。除此以外，或许比这更纯粹的是"我不了解她的生活"，我会称其为"同情的距离"。这听着很冷漠，但冷漠是力量的来源。它不需要你靠感觉来正常工作。它是独立的，正因为如此，它不会被打破。同情的距离感是一种谦逊，承认你不能，或许也不该，假装了解你的病人感觉如何，在想什么，选择什么。她是个成年人，她是人。你不了解她的生活。这还不够吗？

一类极端的例子是受伤患者被送到急诊室的时候。根据大多数医学伦理学家的看法，创伤分诊的进行不应该考虑罪行或过错。所以枪手和枪击案受害者，醉驾司机和清醒的乘客，都一样分诊。伤得重的人优先进手术室，而不考虑道德上应不应该。

对大多数生物伦理学家来说，在恐怖袭击发生后，当急诊科满是流血和骨折病人的时候，这个原则应用起来更痛苦。即便那时候，即便当所有这些疼痛和痛苦都是由这群病人中的一个故意制造出来的时候，医疗分诊伦理通常也会告诉医务人员，要根据病人受伤的情况对那个穿自杀式炸弹背心的病人进行评估，仅此而已。[1]

指南这样制定的部分原因是这些可怕的事件需要快速处理，如果我们误判了，如果我们认错了人，我们无法退回去阻止无辜的人流血而死。我们准备好根据血腥场景里的混乱判人死刑了吗？这也是一种同情的距离：我们的工作是尽全力提供医疗服务。有罪还是无辜要事后在法庭上裁决。正义是也应该

34

是复杂、深思熟虑和缓慢的。今天，我不会判任何人死刑；今天，我不了解他们的生活。先救命，然后我们才有时间去讨论这些。

不带有务实的同情心就工作，这对我来说是完全不可能的。我需要一点点温暖，我需要觉得自己是个好心人，需要给予一些爱，也需要得到一些爱的反馈。我需要让我的重复劳动成为爱。

我曾经以为那让我成了一个更好的医生，更加热情，没那么机械，是那种在可怕关头或难产期间，你希望在床边看到的医生。但现在我也不确定，我对务实的同情心的依赖有没有让我成为一个更糟糕的医生。我的热情容易出错，我的同情心也有缺陷。

我宁愿做一个善意的医生，这让人愉快得多。而且我永远不会放弃这一点。但实际上，对我和对别人来说，从很多重要的方面来说，做一个善意的医生是自私的，而且容易出错。

那么，你想要哪种呢？一位善意热情的医生，还是一位工作出色的医生？我的病人应该选择更好的医生，那个不依赖善意就能出色工作的医生，那个自知无法了解你生活的医生。她可能并不热情，但她的敬业精神牢不可破。

第三章
基因检测：可能一切都好

在初次产检一开始，我通常会给病人做一次非正式的腹部超声。我提醒病人这项检查很快也很难看。我得到的照片都很模糊，因为我用的是门诊的超声设备，它比我的很多病人还要老。它足以帮我确定孕周和胎儿在子宫里的位置。但实际上，我做这次超声是为了看到胎儿心脏那第一次激动人心的闪烁。

对病人及其伴侣来说，我们看到的东西有时没那么清楚。通常我会花点时间，指出子宫的轮廓、胎儿周围黑色的羊水、胎儿本身，最后是随着心跳跳动的小像素区。我指着它说："看见它跳得多快了吗？那就是胎儿的心脏，跳得比你的快，快多了，像蜂鸟一样。"然后我就不说话了。这个时刻几乎总是很安静，有人哭也很正常。

之后病人把肚子上的凝胶擦干净。有时我会扶她坐起来。
她花点时间整理一下衣服，盖住肚子，在桌子一边晃着腿。

然后我坐在她对面，开始冷静地跟她列举一系列能做的基因检测，这些检测针对各种畸形和让人不安的问题。我用到了类似"智力残疾"这样的词，谈到了唐氏综合征，也提到了其他一些更严重的疾病。我还简单提到了终止妊娠。

刚做完超声的时候，病人很高兴。她可能想保持这种状态。让她保持这种高兴的状态很简单，但那并非良药，而且对她的自主权和她成年人的身份也不够尊重。所以我往前倾了倾身子继续解释，21世纪有极其强大的工具可以帮助女性发现妊娠可能存在的问题，她应该知道这些。

我就这样职业地打破了那个快乐安心的美好超声时刻。这个突然的转折很难不引起伤害。而且，不管我多么温和，这都会是一种创伤。

在首次产检中，我尝试给病人提供有关产前诊断、她自身的权力及相关后果的信息。但通常，她感觉到的不是信息、授权或帮助。很多时候我提供的是困惑、徒劳，甚至是彻底的背叛。

...

37　　　　在其他方面，产前检测也会让人不安。当一个社会对某种状况进行检测时，我们要怎么判断有这种状况的人的生命价值呢？产前检测和优生运动有一些共同的历史，尽管现在它们的使用方式不同了，产前检测还是会引发一些令人很不舒服，同时也很重要的有关残疾人权利的法律和伦理问题。然而，今天的产前检测——至少在该做的时候——是一个不同的过程，这个过程注重病人的自主权，它给人们提供建议，而不就如何使

　　　　　　　　　　　生育笔记：产科医生的真实故事集

用这些信息提供指导。

产前诊断性检测，尤其是针对基因问题的检测，从 20 世纪中叶开始就已经成为早期产前保健的一个主要目标了。一开始，大部分——但不是所有——产前检测都是为了发现 21 三体综合征（又叫唐氏综合征）。有这种综合征的胚胎、胎儿、婴儿，都有一条额外的 21 号染色体拷贝。唐氏综合征通常不是遗传性的，它可以发生在任何人身上，但它发生的风险随着母亲年龄的增加而增加，更常出现在女性怀孕年龄比较大的时候。当然，产前检测也会查找其他基因问题，其中有一些基因问题比唐氏综合征还严重，它们很多和婴儿出生前或出生后不久死亡有关。

最初的产前诊断功能很简单，因此应用的方式也很简单。20 世纪 70 年代，任何产前检测都被简化为二分法：如果一名孕妇不足 35 岁，那她的医生通常就不会讨论这个问题，而不管她是唐氏综合征风险为 1/1460 的 21 岁，还是概率几乎有 3 倍那么高，达到 1/456 的 34 岁。[1] 如果分娩时她的年龄在 35 岁及以上，那么提到的就不只是唐氏综合征的可能了，医生还会常规建议做羊膜腔穿刺，因为这样可以得到完整精准的诊断。

羊膜腔穿刺是一种侵入性操作，它是将一根针穿入子宫抽取羊水进行检测；绒毛取样是一种类似的操作，用来在妊娠稍早的时候给胎盘取样。不管是羊膜腔穿刺还是绒毛取样，任何侵入性的检测都有风险。任何需要把针穿入妊娠物获取细胞的检测，都伴随着流产的可能性。这种可能性很小，大概在

1/200—1/1 000 之间，但毕竟不是零风险。[2]

尽管现在看起来很极端，但是在那个时期，很多超过 35 岁的女性都被告知，她们"需要"做羊膜腔穿刺，超过 35 岁而不做这个检测不仅是目光短浅，甚至还愚蠢或不安全（即便今天，很多女性仍被这样告知）。

即便回到 20 世纪 70 年代，人们也知道这种只考虑年龄的针对产前遗传病的筛查策略存在严重缺陷。它意味着有超过 5% 的女性要做羊膜腔穿刺，但（因为怀孕的更多是年轻女性）只能把大约 35% 的唐氏综合征筛查出来。[3]

如今，这种简化的二分法——穿或不穿——不是处理这个问题应有的方式。产科或遗传学机构的大部分指南，早就把对所有病人进行多种遗传病的筛查纳入了推荐范围，不管病人年龄大小。这一点之所以成为可能，部分是因为我们获取信息的先进技术手段与日俱增，每种手段都有其自身的精度和风险等级。

39　　　革命始于对母亲血液中与妊娠相关的化学物质（也就是由胎盘产生的化学物质）进行检测。这些化学物质的指标经常（但不总是）会在有一些遗传病的时候升高或降低。这些化学标记物的存在意味着可以把孕妇的血样送到实验室，然后在不带来任何流产风险的情况下，为唐氏综合征和其他一些遗传病的风险状况提供意见。这些检测提供的信息永远更多的是一种相关性，而不是一份诊断。但至少没有风险就能得到一些信息的可能性，使得它们仍然颇具吸引力。

　　　　　　　　　　　生育笔记：产科医生的真实故事集

此后不久，从 20 世纪 80 年代开始，对不同化学物质以不同组合进行的检测带来了选择的激增——三种化学物质的三联检验，四种化学物质的四联检验，五种化学物质的五联检验。[4] 与此同时，人们也发现了一些与唐氏综合征和其他遗传病有关的、细微的超声表现。这些超声学发现中最有用的还属颈项透明层，即要在怀孕 11 周至 13 周零六七天之间测量的胎儿后颈部的透明空间。

这些检测哪个都不完美。充其量它们也只能检测出 80%—90% 的唐氏综合征病例。它们还有大概 5% 的假阳性率，这意味着大量根本没有理由担心的女性也会被标记成高风险。尽管不够准确，但这些检测还是得到了欢迎和推荐，因为它们提供了一个中间地带。有了它们，就不再只有做羊膜腔穿刺或什么都不做这两个选项，而且它们提供了一种既不增加风险又能得到一些有用信息的办法。由于我们很难从一开始就清楚，这些检测实际上能告诉我们什么，不能告诉我们什么，所以对这些检测的推荐总是伴随着措辞强硬的遗传学咨询和教育建议。

这门极不完善的科学被介绍给了公众，并从此成了孕早期 **40** 保健不可或缺的一部分。基因筛查的应用已经大幅增加，我们现在能查找许多不同的遗传病，有时我们用旧的检测手段，每年我们还会有用来查找更多疾病的检测手段。

这些遗传病很常见，它们的诊断也很重要。基因检测是我们无法逃避的话题。在恰当的情况下，这种检测可能会很有价值，可以让一位女性做出以前没有做过的、有关自己妊娠和身体的选择。但就像首次产检中的第一次交谈那样，把各种复杂的情况抛诸脑后要简单得多。即使我有那个时间和精力，完全说清这个话题也几乎是不可能的。

…

在很长一段时间里，对于不想直接做羊膜腔穿刺的病人，孕早期筛查（first-trimester screening，简称FTS）是基因诊断的标准处理。孕早期筛查分为两步：对母亲血液中一些由胎盘产生的化学物质进行检测，以及用超声检查颈项透明层。这些要在怀孕11周—14周之间完成。

大多数情况下，孕早期筛查的过程大致如下：预约了2:30见面的病人，帕特里夏·苏厄德，来这里做颈项透明层超声波检查。她并不真明白自己为什么来这里；在她第一次产检时，办公室给她扎针抽了好多管血，没人真正跟她解释哪管血是干什么的。她的医生提到了一些有关基因筛查的事情，也许甚至还提到了唐氏综合征，但他最可能说的是，做超声的时候高危妊娠医生会处理这些问题。帕特里夏根本不记得为什么会做基因检测，肯定没有人跟她谈过她想不想做这些检测。

帕特里夏很早就来了，她丈夫也来了。他们都请了假，因为能再次看到胎儿的心跳他们都很激动。大家在房间里聊着天，看胎儿一直动来动去很好玩，不过对帕特里夏来说，为了给胎儿后颈部拍一张完美的照片，技术员花的时间好像太长了。有些压力和忧虑开始在昏暗的超声室里蔓延开来。

颈项透明层的测量十分精细，想量对很难，量错却非常容易。今天就很难拍到合适的照片，所以技术员让帕特里夏一会儿往这边翻身，一会儿往那边翻身，但角度还是不对，不是胎儿离子宫壁太近了，就是其他一些细节不合适。最后技术员来找到我，我让她重复了一遍之前的动作，我让帕特里夏咳嗽，然后保持不动，但还是没有得到我们想要的图像。就在我打算建议试试经阴道超声的时候，胎儿做了个四分之一翻转，在那一瞬间，我们拍到了费尽心力想要的图像。

我把来之不易的测量结果打印出来：1.9毫米，正常。帕特里夏、她丈夫还有我，坐到了超声室隔壁我的办公室里。她已经做完实验室检查了，这个特别的实验室有一个在线门户网站，我登录进去，输入颈项透明层的测量值，立刻就得到了她唐氏综合征和其他两种更严重遗传病的风险值。我把结果打印出来，放到了患者和她丈夫面前。

现在艰苦的工作刚刚开始。我想让他们理解我们知道什么、不知道什么，我们能说什么、不能说什么。我知道她的医生没做这些，所以我试着解释说："颈项透明层正常。血检结果正常。检测结果显示唐氏综合征的风险是1/922，13号或18号染色体三体的风险低于1/10 000。"这种检测给出的数字总是难以置信地、误导性地精确，给人一种无法抗拒的确定的错觉。

我给帕特里夏和她丈夫看了检测结果，给他们看了条形图，那张图显示她的风险低于根据她年龄预测出来的数值——

跟 20 岁的孕妇一样！——但风险不是 0。我跟他们说，这个检测也不完美，即使结果让人放心，也不意味着百分百没问题。这时候，帕夏丽特和她丈夫不说话了。她丈夫清了清嗓子："对不起，医生。你在跟我们说好消息还是坏消息？"

他们很困惑。显然，我没有像自己想的那样把工作做好。我试着把事情说得更清楚一些，我笑了笑，温和地说："这通常是好消息。"我接着说："大多数人的检查就做到这里为止。只是这还不是确定的消息，所以我想让你知道，如果你们想更有把握，我们可以获得更多信息。我们可以做更多检测，比如用针做一些侵入性检测。"一听到针，他们几乎立刻使劲摆手。不不不，针就算了，太感谢了，我们很高兴，过几个月到 18 周做解剖学扫描的时候再见。

帕特里夏和她丈夫带着所有资料出去了，里面写的数字复杂又不确定，他们对彼此说："一切都好。"

最后，我的咨询被简化成了"一切都好"这几个字。他们几乎完全正确：很可能一切都好。如果准父母不打算做点什么把那个"很可能"变成"确定"，那么为什么不把"很可能"去掉，让他们享受怀孕呢？

…

43　　对大多数人来说，很可能一切都好这个事实最终会变成**确实**一切都好，因为在我们这个神奇的人类系统里，绝大多数婴儿出生时都很健康。但有时候，有的人会得一种可怕的病，即便她当初也认为这只会发生在别人身上。这时对她和胎儿来说，概率就变成了百分之百，那个百分之百就在这里，在今天，在此刻。那一天到来的时候，可能需要，也可能不需要做出选择或采取行动。

在咨询中把"很可能"这个词删掉会给人一种无法采取任何行动，无法做出任何选择的错觉。如果病人愿意，她可以拒绝我所有的建议。但更常见似乎也更糟糕的是医生拒绝给出建议：对于已经做过和还没做的检查，我们不予讨论；对于可以期待什么结果和选择忽略哪些检测，我们也不予讨论。在产前咨询中留下这种真空，是剥夺患者的权力并将其交给医生，不问病人就默认给所有的"否"打上勾。但除了这位女士和她选的决策团队，没人会知道答案。而且即便是她，也只能在有更多信息的情况下才知道答案。

下面是一些相关的信息：3%—6% 的新生儿有异常。有些异常不严重——腭裂、心脏的小缺陷、畸形足。但其他异常要严重得多得多：这里多一条染色体，那里少一个基因。不过，有一些异常你都想象不出来。你知道大脑可能没有形成，只有一个充满液体的颅骨吗？或者心脏可能长在体外？或者有些骨头可能由一种易碎的类似玻璃的物质构成，胎儿在出生之前就已经骨折了几十次？事实证明，和你所能想象到的东西相比，天堂和人间的东西更多，你自己的孕育里、你自己身体里的东西也更多。

有些疾病很容易在生命早期修复，比如腭裂；有些疾病意味着艰难但可能快乐的一生，而有些疾病意味着充满痛苦的一生；甚至还有一些意味着短暂的一生，有时在出生以前或出生后几天就结束了。有的家庭觉得他们可以忍受一种现实，但忍受不了另一种；也有的家庭需要去设想他们的家庭会变成什么样，他们的生活会变成什么样，需要去考虑他们的快乐和负担，他们其他孩子的生活，他们的经济状况、婚姻、工作、社区。这套计算很复杂，每次检测、每次超声检查、每次专家咨询，都会让变量发生改变。

因此，我们几乎不可能知道每个家庭会做出什么样的选择。许多女性一开始说她们永远不会堕胎，不管发生什么都不会，想都别想。但是这些家庭中有一些会学到一些新词，这个词超出了他们之前所理解的可能性的范畴。和你所能想象到的东西相比，这里的东西更多，这里有天堂和人间，这里还有地狱。

对这些可能性避而不谈要容易得多。说一句"一切都好"很容易，因为很可能一切都好。但如果不是一切都好，那患者就根本没有机会弄明白发生了什么。医生略去不愉快信息的可能性的同时，也没有给她们选择。

在这些情况下，做出终止妊娠的决定不仅很困难，而且几乎总会充满悲伤。终止妊娠的决定还有有效期。在美国的大部分地区，只有在胎儿有体外存活力（fatal viability）——差不多 24 周的时候（见第五章）——之前才能终止妊娠。早期，即在 14 周之前做手术，对母亲来说更安全也更容易耐受——

　　　　生育笔记：产科医生的真实故事集

手术只要一天，不用煎熬两三天扩张宫颈和待在手术室里。时间是敌人；随着时间一天一周地过去，选择消失了，手术风险增加了，悲痛也更多了。

...

奥拉·瓦尔德斯知道这些，我见到她的那天她告诉过我这些。她有一个残疾的孩子，他的大脑发育不大正常。这种病不常见，他的大脑皮质在发育的特定节点没有产生褶皱。她跟我说，六年前，产前超声发现他的大脑没发育成我们通常见到的那种菜花状；它很光滑，像鸡蛋一样。怀孕的时候她就知道有些事不对，医生跟她说过孩子的大脑看着不正常。她不同意做羊膜腔穿刺，也不考虑终止妊娠。那时她并不真正清楚大脑光滑意味着什么，她抱着最大的希望继续坚持。

但她现在能告诉我那意味着什么了：她的孩子快五岁了，但从来没笑过。他从来没翻过身，也从来没爬过。别人告诉她，他永远说不了话。他有着最美丽的褐色眼睛，在她随身携带的照片上，他穿着一件很可爱的新圣诞毛衣。她天天跟他在一起，也就是说她不能工作。她的大部分时间都花在照顾他或为照顾他而填表格或打电话上了。她不能工作，所以她丈夫工作很忙，她几乎总是单独跟她儿子在一起。找一个能满足她儿子医疗需求的临时保姆，好让她能做点自己的事，这非常困难。但今天她想办法做到了，因为今天很重要。

奥拉又怀孕了，大概 16 周。这次怀孕是计划之外的，也

46

就是说我们没有机会讨论哪种怀孕方式可以避免潜在的问题了。（这可能没有意义，因为几乎所有可用的方法都涉及体外受精，这样我们就能在植入胚胎前对其进行诊断。这超出了她的保险覆盖的范围，也超出了她的经济能力。）但她知道她必须早点来做解剖学扫描，昨天她第一次看了看大脑。还没发育好，不过已经能看出来不太正常。因为这次我们知道要找什么了，我们有她五岁孩子的诊断，我们会通过羊膜腔穿刺做一项非常特异的检测，查找她五岁孩子所携带的那种特殊的异常基因。这一次，奥拉没等我们提议就主动要求做侵入性检测。在做了很多咨询以后，她来到了超声室，但总体上讲她很伤心："我觉得我已经明白了。我们不能再来一次了。"

我跟她讲了羊膜腔穿刺的风险和好处，一起签好了所有表格。我确认了她的姓名、出生日期、血型——她是 B 型（B positive）。基因顾问开了个愚蠢的玩笑："那是我最喜欢的血型，你知道吧？因为我们 B 须行（be positive）？"奥拉挤出一个微笑，没人真笑。

然后我把灯都关了。光线昏暗，发亮的只有超声仪屏幕上那片明亮又模糊的星空。奥拉躺在狭窄的床上，略微向上倾斜。经验非常丰富的超声技术员扫描腹部，我们一起找到一个可能的穿刺点，没有胎盘，没有胎儿，只有空空的黑色空间。我迅速用圆珠笔在皮肤上做了个标记。

奥拉今天没有人陪，所以见习的学生坐在床边的椅子上，在需要的时候握住她的手。奥拉什么也没说，只是紧紧握住了

47

　　　　　　　生育笔记：产科医生的真实故事集

那个学生的右手。我让她把另一只手放在脑后，既不碍事又能放松腹部的肌肉。

我戴上无菌手套，用泡在棕色消毒液里的粗糙海绵擦拭她的腹部，一遍，两遍，三遍。我铺好无菌巾，上下左右各一块。它们盖住了奥拉的整个腹部，只留下一个小长方形，长方形正中就是我用圆珠笔画的那个小点。这个小长方形是一个面向天空的祭坛，她能献出的一切，都暴露在这里了。

技术员把超声探头放在无菌巾下，倾斜，这样我就能看见探头的位置。我紧紧盯着超声仪，就在肚子上没盖住的那个小小的、略微凸起的长方形的正中间，把针扎了进去。技术员向我展示了针的位置，它在超声屏幕上闪闪发光，它驱散超声波，穿透母体脂肪层，穿透肌肉，进入了子宫壁。

我们确认了针还在准确的位置上，远离胎儿也远离胎盘，我最后一用力，针头穿透子宫壁进入了羊膜腔。我从针里拔出坚硬的导向器，迅速连上一个小注射器。我先抽了 2 毫升液体扔掉，因为那可能受到了母体血液的污染。之后我没有晃动，连上一个新注射器，抽了 25 毫升透明的黄色羊水用于诊断。我取下注射器放到器械台上，然后把针从患者腹部拔出来，这项工作就结束了。

我把一块无菌纱布按在穿刺点上，用另一只手向患者展示了那一小瓶羊水：黄色、无血、很干净的样本。技术员向她展示胎儿，小家伙正在动来动去，对我们的来访毫不知情。"看来我们谁也没打扰！"我们迅速检查了胎心，怦、怦、怦、怦，

48

每分钟 140 次，正常。整个过程持续了不到两分钟。

我在羊膜腔穿刺点贴上创可贴。这个让人们忧虑紧张的手术，留下的伤口却小得令人惊讶。病人坐起来，我陪她走到我们小小的康复区。我跟她说如果有严重腹痛、发热或阴道流液，就给我们打电话。我建议她今天不要举重物，禁性生活。我不知道她今天是不是必须抱她五岁的孩子，但她没问我这事儿。在没有窗户的康复室里，她坐在棕色的躺椅上，闭上了眼睛。等我看完下一个病人回来，她已经走了。

一周后，奥拉的结果出来了，新的胎儿有跟她儿子一样的基因异常。她见了基因顾问，决定尽快终止妊娠。一个周五，她找了人照顾儿子，自己来做手术了。负责计生的同事后来告诉我，奥拉终止了妊娠，没有遇到任何麻烦。和很多女性一样，她要了来自胎儿的纪念品。在手术室里，团队给她留下了胎儿的小脚印作为纪念。终止妊娠的同时，医生提出给她放宫内节育器，奥拉感激地接受了。"五年时间可能比较合适，"我同事说，"我跟她说我们可以提前把它取出来。但她说她得等很长时间才会考虑再试一次。"

我让办公室联系了奥拉，给她预约了孕前咨询，这样我们就能在下次怀孕前讨论如何避免这种情况。奥拉没来赴约，我们的办公室人员再给她打电话的时候，她婉拒了再次预约。

…

终止妊娠是解决可怕疾病的一种手段，但不是唯一手段。

对那些不想终止妊娠，想带着诊断出的问题继续妊娠的病人来说，获得准确诊断的能力可能就更加重要了。如果缺少信息，分娩时就会缺乏准备，这会导致重症婴儿出生在缺乏相应护理能力的医院里：婴儿出生后可能会因为缺氧逐渐发青，而医院里却没有做好抢救准备的医生。

如果我们知道新生儿会面临什么样的挑战，如果那个家庭有时间更好地决定他们想要什么，我们就能确保分娩发生在一家有合适外科团队的医院里，我们就能确保分娩的时候有团队帮助婴儿及时呼吸。我们可以在孕期花时间给这个家庭介绍心脏科、神经科和肾病科的专家。甚至在出生以前，这个家庭就可以有一个团队和一个计划，并一起努力了。

在一些最糟糕的情况下，我们可以讨论如何限制这种糟糕的结果。如果婴儿出生后很快就会死，我们还应该为持续臀位的婴儿或者不能耐受产程的婴儿做剖宫产吗？我们能不能让房间安静一点、整洁一点，给这个家庭一点时间，让他们和孩子在一起，即便时间不会太久？对一个家庭来说，知道自己的孩子出生后很快就会死于肺部发育不良，意味着我们要确保病人在产程一开始就有充分的疼痛管理。孩子出生以后，我们会断开胎儿的各种监护仪，确保他们和婴儿单独待在一起。婴儿去世以前，他们在一起待了两个小时。很多年以后，那个病人还说起，那两个小时对她来说极其珍贵，是莫大的安慰。

那两个小时，是有缺陷但非常强大的产前诊断工具带给她的。我们的诊断工具获取的信息是灾难性的，但提前知道这些信息，让这个家庭抓住了他们唯一能在一起的时间。如果没有那些信息，这两个小时将会极度恐慌，医生、针头、痛苦、更多的医生……那段时间他们几乎一定会被分开。而在一起的两个小时虽然可怕，却是美丽和无可取代的礼物。

产前诊断不仅适用于要终止妊娠的人。然而，它只对那些准备好接受坏事即将发生的人有用，只对那些准备好接受恶魔确实存在的人有用。在结果正常的时候，讨论产前诊断相当困难。在孕早期筛查没什么让人担忧的结果时，理解它也十分困难。而当结果不正常的时候，要想听进去就更难了。在这些情况下，患者想知道的内容和医生能告诉她们的内容不匹配，这会带来真正的麻烦。

当患者不想知道她们能知道的一切时，要怎么办？当人们不想去考虑那些可能潜伏在她们身体里的坏事时，我们怎么办？

···

迪安很年轻，她怀孕了，来做孕早期超声检查，好给宝宝拍一张可爱的照片。我以前没见过她。迪安带来了她男朋友和最好的朋友，房间里充满了喧闹的喊叫和笑声，我在走廊里都能听到。

技术员把超声探头放上去以后，只花了一两分钟就拍好了照片。她是要拍胎儿后颈部的照片，查看颈项透明层。但技术员只扫描了片刻，因为不用测量她都知道，出大事儿了。胎儿的后颈部肿胀，实际上，胎儿的整个后背都是肿胀的，充满液

51

体的区域内有一些纵横交错的条纹。这种异常被称为分隔型囊性淋巴管瘤，在很多遗传综合征中都很常见。即便基因正常，它也和心脏病以及其他一些问题关系密切。光凭这一点，我们的超声就显示这个病人有 83% 的概率会发生妊娠丢失或者生出严重异常的孩子。[5]

技术员来找我，我们一起回到了检查室里。迪安已经看出事情不太对劲了，房间里变得很安静。我花了几分钟扫描她的腹部，试图收集更多的线索。然后我让迪安坐起来说话。我问她想不想私下聊。她说不用，她想让朋友们留下。

我用惯常的方式开始了关于胎儿异常的讨论："超声上看到的一些东西让我很担心。"回应我的是彻底的沉默。我深深吸了口气，开始解释后颈部，解释这可能意味着什么，解释基因检测。但我还没说几句，迪安就打断了我。她往前倾了倾身子，跟我说："我的孩子很完美。"

"我也希望这样。但现在我确实看到一些不太正常的情况， **52** 我想至少得讨论一下那可能是什么情况。"

"我的孩子**很完美**。我的孩子什么事儿都没有。没有。你们医生就总想多做检查。"

我们就这样一来一回地说了一会儿，她不想讨论进一步的咨询、进一步的检测乃至我们的诊断可能是什么。我甚至还没提到羊膜腔穿刺或绒毛膜取样。每次我想就超声说些什么，迪安就打断我。她说我就是想利用她和她的怀孕挣钱，说我想做检查是因为我想从中牟利。她想从我这里听到的唯一一句话就是一切都好。但那正是我无法发自内心地说出口的一句话。

对话没持续多久。迪安的音量提高了，我的音量也提高了。迪安告诉我她要走了，她回去的时候会跟医院投诉我是个"坏医生"。她要一张超声照片"贴在冰箱上"，我把我们那张照片打印了出来——几乎都看不出是个胚胎，在专业人士的眼里显然不正常。她从我手里夺走照片，和她的朋友们走了。

坦率地说，这是一次糟糕的会面。我觉得自己很失败：我无法应对她的抗拒。我也知道——或者我以为我知道——她会为我们这简短的谈话后悔。迪安那么快就拒绝了我，以及我能带给她的各种知识。她都没等到知道，我们能为她提供的一些答案可能会影响她的孕期管理。

但那样的信息她一点都不想要。她对我们这次会面整体的态度似乎是不信任，同时又夹杂着充满希望的错觉。当那种强大的混合体和我要告诉她的内容冲突时，它就变成了愤怒的巨浪。我无法超越那种愤怒，我认为那愤怒的主要受害者是病人自己。

后来，我没那么确定她就是错的了。在某种程度上，产前诊断与诊断所需的一般性（讨论"严重的智力残疾"或"不足正常寿命"这样的事时所需的技术标签）以及父母之爱深刻的特殊性之间的冲突有关："这是我的孩子，全世界就一个。我不会动她一根头发，谁敢这么做我就跟他拼了。"

这是我们成为父母时会发生的事。我们用化学反应的方式把一般变成特殊，直到有一天，我们有了自己的宝宝，我们的孩子，我们独一无二的孩子。对一些人来说，那一天是我们看到验孕棒上两条杠的日子；对一些人来说，那一天是感觉到胎动的日子；对一些人来说，那一天是分娩的日子；对另一些人来说，那一天是孩子出生以后的几周或几个月。但对迪安来说，也许这件事很早就发生了。

从这个角度来看，迪安的表现有些道理。她来超声室本来是给胎儿拍照的。她对医学性的诊断性扫描不感兴趣，她只想从自己全情投入的怀孕中获得纪念品。她不是来找我诊断的，她是来我这里庆祝的。

我一直都在发掘更多信息。医生会这么做，科学家、学者和热心读者也会这么做。我就是所有这些人的综合，我总是不遗余力地找到信息。在与迪安的那次会面中，她明确表示在这种情况下，信息是一种负担，她完全拒绝。超声室里发生的事，就是一种不可抗拒的力量遇到一个不可撼动的对象时永远会发生的事：冲突。

我自己的痛苦经历让我明白，也许迪安在一个很小的意义上是正确的，那就是要成为我不可撼动的对象。有时候，就像迪安知道的那样，更多的信息并不会让我们变得富有，反而会让我们变得贫乏。我被迫以一种艰难的方式自学到了这一点。

大约十年前，一种新的产前诊断工具被开发了出来，与之前的任何工具都不同，它被称为无细胞 DNA 检测或无创产前检测（noninvasive prenatal testing，简称 NIPT）。它有很多商

54

品名（比如 Harmony、Panorama、Maternity21），但其实卖的都是同一种东西。也许有一天，它会改变一切。

无创产前检测用的是胎儿的 DNA，和我们在羊膜腔穿刺和绒毛膜取样中获得的细胞里寻找的 DNA 相同，但这种 DNA 来自母血。无创产前检测针对的是游离在母体血液中而非细胞里的 DNA。那些 DNA 大都来自母体，但也有一小部分来自胎儿，来自接触母体血供的那些胎盘细胞。[6]

无创产前检测针对的源自胎盘细胞的 DNA，从来都不是完整的染色体，永远只是零碎的片段。但无创产前检测意味着可以在实验室提取这些碎片，对它们进行分离、扩增，对它们进行数学计算。这有点像从垃圾里取出残渣，然后弄清楚吃晚饭的是两个人还是三个人，以及他们有几个人吃了土豆泥。无创产前检测可以检查并回答"21 号染色体的片段是不是太多了"。

无创产前检测仍在研究中；目前我们有数据显示，它可以在高风险人群中识别出大概 98%—99% 的唐氏综合征。[7]在低风险妊娠中，目前还不清楚它是否确实优于我们现在使用的孕早期筛查。然而，有一天，它可能会变得更好、更智能，提供一些我们一直在寻找的确定性，而不必冒侵入性检测的风险。但是我们还没实现这一点。

...

我 38 岁的时候怀孕了。很长时间以来我们都想再要一个孩子，我开玩笑说我这是老蚌生珠，但这是一个出于感激和宽慰开的玩笑，我很高兴自己怀孕了。但因为我是高龄产妇，我去做了无创产前检测。如果可以的话，我会在自己的办公室抽血，但是那时候无创产前检测还是一项新的限制性检测，只能通过我们的基因咨询师才能做。

我在基因咨询师那儿的时候，他们注意到我的阿什肯纳兹犹太人检测[1]过期了。

"但我三年前才做的。"我表示反对。

"尽管如此，"他们说，"我们已经把它从 19 种可能的疾病扩展到了 38 种。你真的该都测测。"

"好吧，"我说，"我一直是阴性。优质股。我一直跟我丈夫说他娶了我多走运。"

两周后，我的无创产前检测结果出来了，唐氏综合征低风险。我彻底忘了还送了扩展版的阿什肯纳兹犹太人检测。那时我怀孕 14 周，以为自己拿到了所有需要的信息，可以长舒一口气了。手里拿着正常的无创产前检测报告，我们跟老大说，又有个宝宝要出生啦。我们解释了一下为什么妈妈病恹恹的还那么高兴。

三天后，基因咨询师给我打电话："你的结果不正常。"

"没有，"我说，"我看到了。我的无创产前检测正常，我已经拿到结果了。"

[1] 历史上阿什肯纳兹犹太人人数少且不与外部婚配，这种"近亲结婚"的做法使其基因库变小，并因此更易生下有特定疾病的后代，阿什肯纳兹犹太人检测就是针对相关基因进行的检测。

"嗯，不，不是无创产前检测。你的阿什肯纳兹犹太人检测。你携带了一种遗传病的基因。"

在那 38 种疾病中，我检测出阳性结果的那种——我们叫它 X 问题吧，如果我丈夫也携带了这种基因，我们就有 25% 的概率生一个有这种病的孩子。如果我们两个人的基因都有 X 问题，而且都传给了这个孩子，那么我们的孩子可能会在三岁以前死去，而且他短暂的一生将伴随着痛苦和折磨。

我和遗传顾问通完电话，不知道该说什么，也不知道是什么感觉。我甚至没法告诉你，当时我知不知道自己是否考虑流掉这个生命如此短暂、充满痛苦的孩子。愚蠢的我一度以为我们不会遇到这些问题，所以我根本没想过这些事。

接下来就是让我丈夫进行检测。第二天他跟我去抽了血。然后我们就等着。我们等了一周，然后又一周，然后是煎熬的第三周。

在那三周里，我处于自我封闭的状态。我不说话，也无法真正思考。我还是一直恶心，还是一直很累，但现在我还充满恐惧。那几周我咬紧牙关面对现实，让日子继续下去。我上班，回家，给孩子洗澡，从洗碗机里把碗碟拿出来。我吃饭，呕吐，等着日子一天天过去。当我五岁的孩子问起我肚子里的宝宝时，我脸上肯定也有什么东西让他闭了嘴。我甚至都没说几句安慰他的话。问了一两次，他就不再问了。

我丈夫的结果终于出来了。在 X 问题上，他"很可能是阴性"，但让人震惊的是，他在 Y 问题上是阳性。最后经过复核，我们在 X 问题和 Y 问题上的检测都不是完美的，两个都有大概 5% 的假阴性率。也就是说，他携带 X 问题或我携带 Y 问题的概率都是 1/20。无论我们俩同时有哪个问题，我们都会生出一个带着致死疾病的孩子。

基因咨询师向我们提供了针对 X 问题的第二种检测，对这个基因的每一对碱基进行测序。如果我们想做，也可以对 Y 问题进行同样的检测。它是最近才开发的，要花 3 000 美元和大概一个月时间，但非常接近确诊。或者我们可以考虑羊膜腔穿刺？我们也可以直接检查胎儿的细胞，也是 3 000 美元，等一个月。

在这场对话的某个时刻，我看着丈夫说："我觉得我没法再这么活一个月了，咱们就这样吧。"咨询师又跟我讨论了好几次发生可怕事件的概率，数字越来越小，但从来不是 0。我跟我丈夫说，我想到此为止了。

我真正的意思是：我们离疾病已经够远了，可以做出选择了。我正在做出选择，我选择放心。我选择忽视我能得到更多信息这个事实。我选择回家跟家人们庆祝我们已有的这些信息。我选择回家，重拾我的快乐。我选择留下这个孩子。

58

我这么做了，她很好。

但我现在还记得，因为做了自己不想做的检测，我觉得自己很愚蠢，因为得到的信息不但没帮到我，还偷走了我怀孕和拥有一个健康宝宝的快乐。那让我分裂了一个月。

这些信息，甚至这些信息的可能性，深深地伤害了我们，尽管事实上我知道我会经历什么，我也理解那些数字。有害无益的信息带来的负担，就是迪安拒绝的东西，我给第一次来产检的病人带来的大部分东西就是这样的吗？

自从有了夏娃偷吃苹果的故事，我们就知道：知识是强大的、痛苦的、有害的，但它也是强大的、治愈的、美妙的。因为知识是双向的，所以最好是每个人都能让它为自己所用，而不是为别人所用。无知也是强大的，那是要用别人的决定来填补的空白。

如果能重来一遍，我会拒绝做阿什肯纳兹犹太人检测吗？最终这个检测毫无意义，我女儿没事，就算我根本没做任何产前诊断都没事。但如果能重来一遍，我不会拒绝那些知识。我会做阿什肯纳兹犹太人检测，但会在更早的时候做，在怀孕以前，在我体内实实在在有了一个在长大的小人儿以前。我宁可知道。我只想选择我知道的状况。当然，如果结果不一样，如果胎儿不健康，我也想知道。因为选择忽视也是选择，而且也会制造事实：只不过那意味着别人为我做那些决定。

即使什么都没变，知识也是力量。即使世界一直以完全相同的方式运行，知道如何融入故事有时也是治愈的开始。

…

有一次上夜班的时候，我的同事让我去看看麻醉后苏醒室的一个病人，让她在出院手续上签字，要是没事就让她回家。

妇科团队已经随诊这个病人一段时间了。她是怀孕 11 周的时候因为有点出血来的，即使在我们急诊室很差的小超声机上，也已经发现了很多异常。胎儿原本该是大脑前半部分的地方是空的，前额还有一个奇怪的叫作管状鼻的突起。就胎龄而言胎儿也很小，发育不好。

总之，这些特征提示了 13 三体综合征，一种第 13 号染色体有三个拷贝的综合征，它与全身的畸形有关，预后极差。许多这样的妊娠都以流产告终，在那些活到出生的病例中，只有不到 20% 的婴儿能活过生命最开始的几天或几周。在美国国家卫生研究所（NIH）描述 13 号染色体三体的页面里，多次使用了"严重智力残疾"这个说法。[8]

病人的血已经止住了，但她很想知道发生了什么。她的医生向她推荐了绒毛膜取样。她知道绒毛膜取样导致流产的可能性很小，她也知道无论如何她都很可能流产。她强烈要求做绒毛膜取样。

一周以后结果出来了，证实了我们的猜测：13 号染色体三体。五天以后，做完绒毛膜取样以后差不多两周，患者因为大出血进了急诊室。在家的时候她大部分妊娠物就已经流掉了，但她出血太厉害了，以至于最终要去手术室做子宫扩张刮除术（dilation and curettage，简称 D&C），完成清宫和止血。我见到我同事的时候，他刚给她做完手术一小会儿。

我同事说刮宫一切正常。患者术前出血，术后一直很稳定。如果她生命指征正常，感觉良好，就能出院回家了。

几小时以后，我去了日间手术室的麻醉后苏醒室，晚上 7

点了，那里几乎空无一人。我冲护士站的护士挥了挥手，然后沿着昏暗的过道往前走，旁边是一排挂着帘子的空轮床。我听见一个女人的声音在黑暗中回响，她平静地说："妈，你知道。他们说这是万分之一的概率。你知道，这就跟中彩票一样，但是以一种坏的方式。他们说这就是运气不好，下次应该不会了。医生说我们过几个月能再试一次。"

那个病人流畅地讲述着她自己的悲剧。她有信息，她正在用这些信息讲述自己如何穿过悲剧走向悲伤，走向一种并非那么苦涩，而是可以解决，可以转换和逆转，可以重温和审视的悲伤，不受愤怒或谴责毒噬的悲伤。

一方面，13 号染色体三体的诊断什么都没改变。病人原本就会流产，在得到诊断以后，她还是流产了。但听她打电话时说的话，我能听出来 13 号染色体三体的诊断改变了一切。这个诊断让她可以进行叙事。这也让她能了解到我们有关其他数千名有过类似经历的病人的认识：这给了她背景知识和陪伴。知道可以有不一样的结果，她可能会在那里找到出路，这也给了她安慰。

我在她床边停下脚步。病人眼睛红红的，看起来像是哭过，但现在不哭了。"你怎么样？"我问。我摸了摸她的肚子，检查了一下她的护垫，仔细看了看她的生命体征。

"我出了点不好的事儿。但我会好起来的。我能回家了吗？"

"好啊。我们来办出院吧。你会好起来的。"

孕中期

第四章
解剖学超声：偶发瘤

她脸书的状态是："让医务人员把我们当人看很过分吗？"
已经有五个人留下了悲伤的小哭脸，还有三个人点了赞。她
在接下来的评论里说了发生的事：一个不问她名字的医生，
跟她讲了一个有点下流的笑话，最后还用一些贬义词评论了
她的体重。

她的评论区很快就有很多人回复：有的女性说，是啊，我
也碰到过，可能更过分。有的评论来自医生朋友，他们试图指
出医疗系统运转不灵，患者就诊时间短，医生工作超负荷，情
绪倦怠，这些导致了这种冷漠的行为。不出所料，这些评论没
有一个得到好评。

我开始写评论。保持沉默比评论更明智，一直不都是这样
吗？但她正在评论我的工作、我的世界，而且她是我的朋友。
我开始写评论，建议她去她那个社区里我所知道的一个很好的
妇产科诊所；之后我把这些都删了，开始写那个医生有点混蛋，
但谢天谢地没有真的渎职，我猜那会更糟，不过还没写完，我

就把这些也删了；之后我又开始写，几乎所有专业团体都建议我们，每次给病人看病的时候都要讨论体重和肥胖，[1]所以对此避而不谈有点不称职，可是以一种积极、不会让人感到羞耻的方式进行这种讨论几乎又是不可能的，然后我又删了。

我不能写我既是听医生说过这些话的病人，又是说过这些话的医生。我既是受害者，也是施害者。我不能写跟人说话——真正地跟人说话——说对很难，说错很容易。医生和病人以为我们说着相同的语言，但我们不一样，而且已经分道扬镳很多年了。

最后，我是这么写的："我很抱歉。我们都应该得到更好的照顾，我希望你能得到更好的照顾。"这不够，但至少不是撒谎。

...

如果你问我我上班时说什么语言，我会说我说英语。严格来说这没错，但如果更精确一点，我真正说的其实是医学英语，医生的官方语言。我们所有医生都能读写普通人的英语；毕竟我们就在普通人中长大，而且大多数时候仍然身居其中。

不知道为什么，在我们变成医生的过程中，我们说话的方式开始变了。我们开始用医学英语交谈，而且越发流利。在医学院学习的头两年，主要是用来将教科书里的医学语言的意义内化。在医学院最初的日子里，未来的医生们学习描述人体解剖部位的词汇，我们原来根本不认识的那些指代肌肉、骨骼、

67

血管和神经的词汇，以及由它们而来的衍生词和组合词。

有时我们学的那些医学语言甚至都不是单词，它们很多都是愚蠢甚至经常是不雅的首字母缩略词，把它们发明出来是为了让人记住大量的信息，比如从主动脉延伸出来的动脉分支，或者支配阴茎的神经。像任何语言一样，医学语言也是动态的：它有俚语，有笑话，也有新词。我最喜欢的一个词是"偶发瘤"（incidentaloma），它是由偶然的发现（incidental finding，也就是没刻意寻找但发现的东西）和后缀"瘤"（oma，意思是一个肿块或肿瘤）混搭而成。如果做 CT 是为了查找肺栓塞，结果在膈肌附近发现一个小纤维结节，那这个纤维结节就是偶发瘤。（不过现在为了把它弄清楚，比赛就开始了。是陈旧性肺结核吗？既往创伤？新发癌症？）没人会在正式的影像报告里用这个词，因为它比较随意，难登大雅之堂，但它可以有效地暗示一种沮丧：你发现了一些和要解决的问题没关系的东西，但无论如何，这个东西将给患者（以及医生，不过是在小得多的程度上）带来很多压力和后续的检查程序。

医学语言有一套不同的思维方式。医学生要学习理解和翻译病人说的话。医学语言旨在像外科手术那样，从别人跟他说的话里提取医生需要的内容。当患者说她感觉头晕的时候，她的意思是她感觉眩晕，真的感觉房间在转，就像神经或内耳问题那样吗？或者，她的意思是她觉得自己快晕倒了——先兆晕厥？后者大多会伴随着血压突然下降的感觉。

知道病人是哪种意思不仅仅是语言上的区别，那也是她所

68

描述事实中的具体差别，它决定了我们该担心癫痫还是脱水。在医学语言用外科手术的方式提取含义的过程中，会引入一些新的东西：病人和她自己的知觉、感觉、身体之间的差距。医学语言对"病人待产时痛苦地扭动身体，要求做硬膜外麻醉"进行了提取，并将其转化为"患者中度疼痛，要求镇痛"。

这只是医学语言对患者提供的信息进行提取并理解的第一阶段。我们有一整套用来描述如何思考和组织信息的医学语言。面对病人时，医学生要学习"采集病史和体格检查"（take a history and a physical），这是对在一次会面中收集所有信息的简称。在医学院第三年的大部分时间都要用来学习如何恰当地写 SOAP[1] 记录。SOAP 指的是主观陈述（Subjective，患者说了什么）、客观体征（Objective，医生看到了什么，包括体格检查、实验室检查结果、影像学结果），根据这些进行的评估（Assessment，医生认为是什么情况），以及治疗方案（Plan，医生和患者就此准备如何处理）。SOAP 记录的格式和伊丽莎白时代诗歌的某些格式一样严格，其排除的内容可能和纳入的内容同等重要。SOAP 记录的最终形式是一篇紧凑、高效的文字，通常不用一页纸就能传递大量复杂的信息。

毕竟，这是医学语言的首要目标和既定目标。它给了我们这些忙于评估和照护病人的人把事情做对的语言。它将人体和体验的复杂性简化成了难懂、可分类的细节。这种语言

69

---

[1] 这个缩略语对应的英文单词意思是"肥皂"。

让我们能用专业、具体的表达方式去说明，在哪里以及如何用手术刀切开皮肤，为什么必须用那种昂贵又有高风险的药，病人为什么要立刻转到重症监护室，而这些在我们的交流中是非常必要的。

医学语言让我们不仅今天、此刻能和同事进行交流。这种语言可以穿越时空，让我们通达以前的经验。也就是说，正确的医学语言让我们通达知识。没有它，我们可能会迷路。

…

一个周三的上午，我值超声班，去一个房间看解剖学扫描（anatomy scan）。对于这些预约，尽管之前我已经仔细阅读过病人的病历，但往往到走进昏暗的超声室时，我才最终见到患者本人。这位病人叫埃莉诺·科瓦奇，她已经跟技术员在一起待了差不多30分钟，技术员已经拍了100多张照片，好让我们拿到我们需要的那80张。后来技术员过来找我了。

我进屋的时候，屋里还是很暗。技术员一直关着灯。我悄悄进去，走到水池前洗了手。埃莉诺躺在床上，她丈夫坐在她左边的椅子上，这样他们就都能看到远处角落里那个超大的电视屏幕了，我在我超声屏幕上看到的一切他们都能在那上面看到。我做了自我介绍，问了几个有关埃莉诺健康状况、怀孕以及目前为止她都知道什么的问题。埃莉诺的回答好像很有条理，但她对这件事也很陌生：这是她的第一个孩子。她是从上班的地方直接过来的，她的高跟鞋脱在床的一边，一件修身的衬衫 **70**

掀到了肚子以上，这样衣服就不会被我们扫描用的凝胶弄脏了。

埃莉诺今天来这儿做的超声检查叫"解剖学扫描"。这是在怀孕18周到20周时进行的一次大范围扫描，能帮我们了解胎儿是否存在重大畸形。[1]我经常将其称为胎儿第一次看医生。这是我们所做的最复杂的检查之一。

跟埃莉诺说完话，我开始浏览技术员拍的照片。和往常一样，这些作品很漂亮。合到一起，这些照片给我讲述了一个健康胎儿的解剖学故事。我一边翻阅照片，一边试着把我看到的讲给埃莉诺和她丈夫听，但我也跟他们说，这种看片子的工作需要注意力高度集中，会让我几乎没法说话，所以我的声音越来越小。一切看起来都挺好，但技术员让我试着给胎儿腹部的一些区域拍点照片，因为胎儿的脊柱挡着那里，她拍不到清晰的照片。

看完照片之后，我拿起超声探头，迅速把胎儿从头到脚看了一遍，也就是确认一下。我扫过大脑、脊柱、腹部……等一下，我在胎儿胃里看到点东西。那是什么？只是角度有点奇怪吗？不是，我来来回回地扫描，它确实在那儿，每个角度都能看到。那是什么呢？是残渣、污物、肿块？在胎儿胃里吗？尽管我有过那么多年训练和做胎儿超声的经验，但我觉得自己没见过这个。

我发现自己不再说话了，我的声音越来越小，直到陷入长

---

[1] 在中国通常称为"大排畸"。

时间的沉默。我知道这很吓人，所以我试着嘟囔些什么，跟他们说我需要点时间再看看。

　　我在努力快速思考：胃里的肿块，那能是什么呢？眼下，我得弄明白胃里这个肿块是不是问题：它会伤害新生儿或者需要做手术吗？即使我看到的东西不会损害胃功能，它也可能很重要，是更大问题的线索。产前超声就是这样，它有点神秘，有时候只是给出生后明显的健康问题提供一条线索，有时候提供不了任何线索。所以，也许这是十二指肠闭锁的某种变型，提示我这一胎唐氏综合征的概率更高？也许是某种奇怪的胃出血，和这个胚胎其他的出血问题有关？或者是个肿瘤？我见过其他一些产前肿瘤，比如肾上腺的、心脏的，但我还从来没听说过产前胃肿瘤，这样的事情有可能出现吗？也许这个肿块本身没有什么异常，不过是某种功能性的问题，某种反流或胃排空慢的迹象，因此是某种会影响肠道运动的征象，比如囊性纤维化？

　　埃莉诺的丈夫问："医生，有事儿吗？"我看了看他，看到埃莉诺正紧紧握着他的手。我得知道怎么跟他们说，我不想撒谎。我又把胎儿看了一遍：手指、脚趾、心脏、大脑、肠道、胎盘。看起来都很……正常。胚胎生长良好。我匆匆在脑海里把这个病人的产前基因检测结果过了一遍：都让人很放心，但她没做羊膜腔穿刺或绒毛膜取样，所以也不确定。

　　我清了清嗓子，说："一切看起来几乎都很完美，但我想再核实一件事。"我知道我说的话让人不怎么舒服。我尽量让声音显得轻松，因为我还不确定有没有问题。我能从沉默中听出埃莉诺没问出口的问题。我把身体转过去正对着他们，说："要不穿好衣服到走廊里去？你准备好了我们再聊。"

我从屋里出来，冲到最近的电脑前给超声科主任发电子邮件。打字的时候，我给我在主要的学术型医院的同事打了电话。"哦，对，"她说，"我见过这个。很罕见，但不重要。别担心。"

"好吧。奇怪，我以前从来没碰到过。这叫什么名字？"

"不知道。不记得了。不过我问过，没什么事儿。等会儿我给你找参考文献。别担心。"

和她通完电话，我们的超声科主任已经回邮件了："没有临床意义，别担心。"

"但它到底是什么？"我回过去。

他没有马上回复。

我相信我的同事们，但这东西没有名字，"别担心"不是我能遵从的建议。没有语言，我不能把它放过去，我也没法跟患者说它。我想要一个术语，一个检索词，一个文件标签，一个话题标签。

我在电脑上查来查去，花了几分钟找期刊文章和教科书。我很快就找到一些将我的发现描述为"胃假瘤"的文献。[2]文章里的图片跟我看到的一模一样。这些文章解释说，在孕中期和孕后期胎儿的胃里可以看到碎片，可能是因为这个孕期的胎儿胃排空经常很慢，被吞掉的细胞（红细胞或胎粪，也就是胎儿肠道内容物）被聚到了一起。

我找到的每篇论文最后都有这么一句话："胃假瘤会随着时间推移消失，与新生儿的不良预后无关。因此，无须对胃假瘤做进一步评估。"

换句话说就是："别担心。"

有了描述这个发现的语言，我终于可以遵从建议了。有了这个术语，我就知道其他医生见过这个，其他超声检查发现过这个，我就能对他们的知识现在适不适用于我的病人进行评估。我可以放眼未来，看到这些孩子出生以后会怎么样，我能知道这个胃假瘤确实不会影响他们的生活，不提示任何其他严重的问题，也不说明我错过了什么重要的东西。我能用医学语言描述我看到的东西，正因为如此，我能看到过去和未来。

离开超声室不到十分钟，我在办公室见了他们。埃莉诺穿着职业装，但衬衫扣子没全部扣上，因为躺下过头发还很乱。她都没花几秒钟照照镜子。她坐在我办公桌对面的椅子上，把手里那一长串超声照片拧成了一股缠绕的线。她丈夫还是站着，把重心从一只脚换到另一只脚。

我坐下来，埃莉诺的丈夫也坐了下来。我微笑着说："确实一切都很好，很抱歉让你担心了。"我在电脑上调出一篇关于胃假瘤的文章，向埃莉诺和她丈夫展示了胎儿胃部的扫描图，又向他们展示了论文里的图片。我告诉她我们看到了什么，以及它为什么没有临床意义。我告诉他们胎儿超声不能保证什么，但这个胎儿看起来一切都很正常和健康，包括这个胃假瘤在内。

埃莉诺叹了口气。"我知道你跟我说不要担心。但你让我来办公室见你的时候，我很害怕。这看起来好像没什么大事儿。"

"没事儿，"我说，"我就是需要几分钟确定一下。"

他们走了以后，我写了超声报告。"胃假瘤，无临床意义，偶然发现。"用大白话表达就是："我看到点东西，但我不担心，你也不用担心。"

···

医学语言的首要目的是让医生彼此之间更好地交流，它有助于建立一个共同的交流基础，这样大家就都知道我们要修复哪根肌腱，或者我为什么正在走廊里向手术室狂奔。它有助于为从事同一种工作的人建立一种高效的沟通方式。

但是和其他语言一样，任何翻译也都是解释。从定义上讲，将普通人认知里的字词、感觉和信息转换成医学语言，确实会在医生和普通人之间拉开距离。医学语言把人体当成要解决的问题看待，把人体当成一堆可以理解和操控的分子和细胞看待。那就是医生在做的事，那也是医学语言要表达的内容。但那种表达可能会让人觉得自己被物化，因为可以说确实如此。

从理论上讲，医学语言在被发明出来的时候就是标准化的、中立的、不带偏见的，但是和其他被认为中立的语言一样，医学语言很容易因此被认为带有敌意。这种帮助我们照护人体的语言，同时也会让那些我们照护的人觉得，我们甚至根本没看他们。

很久以前，在一个寒冷的冬天，我开始上一门线上的写作课。那时我的住院医师培训已经结束了，已成为一名主治医生。我终于有时间来追寻这个我念叨了好多年的创作的想法了。

75

我从来没见过我的写作老师马克，或者其他学生。我们周一晚上 8 点在聊天室见。一个晚上，马克在屏幕上点评我几天前交的一个故事。他觉得我的语言很清晰，但也很冷淡和冷漠。

这次聊天期间，他把他五年前脑部手术的手术记录发给了我。"它让我想起了这个，"他说，"这份记录让我讨厌我的外科医生，因为它让我觉得他讨厌我。"

后来，马克在一封电子邮件中告诉我，他跟医院要了五年前他良性脑肿瘤的手术小结，因为他喜欢语言，而且期待读到对他而言很重要的一件事的描述，这件事他参与过，但是对其毫无察觉。但读完以后，他想去扇他的神经外科医生一巴掌。

马克读到的是类似这样的描述：

> 将头部转向左侧，置于环形枕上。剃除毛发，常规无菌消毒，铺洞巾。沿右额颞部开颅位置和顶骨隆起标记切口。沿标记切开，深达颅骨。放置自动牵开器。钻孔器钻孔。用 2 毫米打孔器将其加宽。[3]

他读了描述手术、切开脑组织和切除肿块的段落。他读
到自己的身体被翻来翻去以优化手术路径。他读到脑膜和颅骨
的缝合。他读到绷带的打法，回到苏醒室，以及恢复意识。当
然，恢复意识是整个故事中他唯一清醒的时刻。

马克跟我说他带着恐惧读完了这些内容。并不是说用锯锯
开他的颅骨，或者把打孔器放在大脑上让他觉得暴力。剃光
头发、锯开前额，这些都没让他觉得受到冒犯。让他觉得受
到冒犯的是这种冷静的描述方式，非常详尽，也很客观。困
扰他的并不是打开颅骨，而是对这种行为的描述，这种行为
要求马克信任外科医生，而他以前很少这么信任别人。这个
描述根本没有提到颅骨里的大脑，而这个大脑是一个人本质
和智力的基础，而且这大脑不是别人的，是这个人的，是这
个情感热烈又宝贵的生命的。[4]

马克和我分享的手术记录，从医学角度来看完全合理。它
做了该做的，我的意思是，我能读懂它，能明白术中发生了什
么。这份手术记录写得甚至很好，我的意思是，假如我是神经
外科医生，我能通过这份记录重复手术。但这正是问题所在：
对我的写作老师来说，这是把他的头简化成了一堆客观的解剖
结构，他认为，这种做法以一种他无法忍受的方式否定了他独
特的人性自我。马克讨厌这个是因为他可以是任何人，就好像
他的外科医生觉得他谁也不是一样。

我知道这种感觉，因为我对自己这么做过。我强行把医学
语言用到自己身上，然后觉得那让我的痛苦显得非常渺小。我

第一次怀孕的时候非常小心，从来不说自己有了孩子，甚至也不说会有孩子。我管我肚子里正在长大的东西叫"妊娠物"或"胎儿"。我让我丈夫也这么做。我现在都不知道他当时是不是觉得我疯了，但他知道这对我很重要，而且一般他都愿意认真对待我说的话，这是我与他结婚的原因之一。

我的同事们和主管们就这么说话，因为这反映了我们每天看到的事实。我们知道怀孕的每一天和一个健康的婴儿之间那条线是多么纤细。我们亲眼看到，仅仅一次出血、一个基因缺失、一次感染，就可能是这个胎儿和一个永远不会出生的婴儿之间的区别。我知道绝大多数妊娠结局都很好，但从经验上来说，我已经见过、接触过、见证过各种可怕的结局，"绝大多数"感觉很遥远。

我当时竭尽全力想要冷静、理性、公平，像对待病人一样对待自己，因为如果我不这样做，说明我是个什么样的医生？但我也很难受，也很害怕。我的恶心持续不退。我感到担心，因为我从自己的经验里知道，很多事情都可能会出问题。我清楚地知道，我在怀孕12周、14周、20周的时候，离生一个活生生的健康宝宝还有多少步。我知道彻底失去它有多容易。我不能管它叫婴儿，因为它还不是，而且我知道也许它永远都不会是。

我用临床语言描述自己的身体，甚至把我的生活看成早晨必须早出门的那几分钟——这样我才能在进办公室之前吐完，看成去卫生间检查有没有更多出血的过程，看成两次呕吐药之间的那几个小时，看成这些药物的副作用让我失去的几天时间。怀孕 23 周的某一天，我跪在浴室的地板上哭了，25 个小时的班我刚值完 14 个小时，我正要再回产科。这他妈有什么意义？我不想要医学语言上的妊娠，我想要普通人的怀孕。对自己使用医学语言太残忍了。我不想要妊娠，我不想要胎儿，我想要一个孩子。

…

医学语言可以描述事实，但也制造距离。它创造了机械化的可能性，也创造了修理的可能性。但就像所有的语言一样，医学语言还有另外一个功能：它是一种标志。不管那些词实际说了什么，医学语言都像一个由霓虹灯点亮的字牌，上面写着：这个说话的人是一位受过医学教育的医学专业人士。使用这种专业技术语言，会凸显说话者和普通人的差异，就像军事语言、警察语言和教授们的学术语言一样。

从理论上说，说医学语言的人和不说医学语言的人之间的差异，在价值上可能是中立的，但和任何语言一样，这几乎不可能。说医学语言的人往往会表现出他们掌握了更多知识，受过更多教育。在很多情况下，这些人都有更大的权力。医学语言的使用不仅会造成误解，还会在医务人员和病人之间画出一条粗粗的红线，在双方本该共同努力的时候在他们之间拉开距离。

值得深思的是，这个问题不仅存在于医务人员和普通大众

之间。和任何语言一样，医学语言本身也有方言。这种差异的

一个典型例子是医生和护士的差别。几乎从一开始，护士和医生这两个职业说的就是不同的医学语言。在外人看来，这些语言的差异似乎很小，但这些差异很快就会对患者的安全造成威胁。语言上的差异不是有史以来医护关系一直非常复杂，而且偶尔相当紧张的唯一原因，但有效交流语言的频频缺失对谁都没有好处。

凸显这种差异的例子不计其数，在重症监护室里和医疗事故法庭上随处可见。有这样一个例子：一名 37 岁的女性因血压很高而入院。[5] 因为在急诊室的时候，血压被"汇报给了医生"，护士就没向住院部的值班医生汇报。护士确实注意到了病人恶心疼痛，还给夜班医生打了两次电话，让他开止吐药和止痛药。患者的血压还是很高，但护士从未向夜班医生汇报过具体的血压值，所以医生没有来评估患者。第二天早上，有人发现病人躺在地上，没有反应；心肺复苏失败后，她被宣布死亡。尸检结论是主动脉夹层，一种已知由长期严重的、未得到控制的高血压导致的并发症。护士说她跟医生说了，而医生说从来没人告诉过他能准确反映病情严重程度的具体信息。

我希望我能说现在这样的事情已经很少了，但它们还是很常见。很久以前，在任住院医师第二年的时候，我在妇科值夜班，我负责两个院区和三个病区，包括医院急诊科和妇科术后的所有病人。我的刷手服裤子上挂着五个传呼机，我不停地把裤腰提起来重新系紧。在那个只有数字寻呼机，手机还不可靠的年代，除了一条显示电话号码的传呼消息，我什么都没有。

没法知道是紧急情况还是小事一桩，所以我不得不经常停下手头的工作，冲向最近的座机。那天晚上和每天晚上最多的电话，都是关于一些简单的事儿：护士让我给一名轻度头痛的患者开泰诺；或者给一名术后的病人开饮食医嘱，因为白班的人忘了更改病人该吃的食物。

我给一位护士回了电话，她跟我说一个刚做完手术的病人在发热。这并不少见，很多病人术后第一天都会发热。我们都知道这种发热很少是因为感染，大多数真正的感染都要好几天才会出现。术后发热通常时间很短，也不需要用抗生素。我的急诊室里正好有一个活动性出血的病人，所以我没问那个永远很重要的问题："需要我去看病人吗？"实际上，我根本没有问更多问题，因为我正忙着止血，而且同时还有至少一个寻呼机在呼我。我跟护士说可能是炎症，不是感染。我跟她说我会给她开点药，然后就挂了电话。我迅速在电脑上开了一份泰诺和静脉补液的医嘱，就赶紧去处理下一个病人、下一个传呼、下一次出血了。

我甚至都没再想起那个发热的病人，直到两个小时以后，在准备去值班室打个盹的路上，我才想起我还没去看她。没人再给我打电话，所以我以为她没事儿，能等到明天早晨。等等，我听到发热多少度了吗？我不记得了，出于某种原因，我拖着沉重的步伐回到电梯里，上楼去了术后病房。

我惊骇地发现那里有个发热的病人。确实有人跟我说过有人发热，可没人跟我说她的体温是 40 摄氏度，这太高了。心率每分钟 130 次，这还是用了泰诺，而且输了液。我给她量了血压，很低，只有 90/40，这可能是病人即将因感染性休克而心脏停搏的迹象。

"该死，"我说，"她一直这样吗？她需要抗生素。她可能要进重症监护室。"

"我打电话跟你说发热了！"护士说。

"可你没跟我说有多热！"我说，"她没好转，你也没给我打回来。"

护士怒气冲冲地回答："哎，你跟我说没事儿！"

"因为这些事儿你什么都没告诉我！"

确实，我没问。我本来以为一位称职的护士会把所有异常的生命体征都告诉我，这是对一名训练有素的医学专业人员的合理期待，但我确实没问。

医生与护士之间的这种功能失调，部分原因在于历史和教育：几个世纪以来，护理教育强调的是使用描述性和主观的语言，而医生学的是要有指导性，要具体，注重客观事实。

护理教育同时以积极的方式（"描绘整体图景"，"注意患者没说什么：他们如何行动，他们穿得怎样"）和消极、去权的方式（"诊断不是你的工作"）向护士教授这种沟通方式。相反，像前面说的那样，医生们被明确教授注重具体内容、做出诊断和安排的语言。

要坦诚地讨论这种语言差异，很重要的一点是要注意到在现代医学史上，绝大多数护士都是女性，绝大多数医生都是男

82

性。（即便在今天，一半或一半以上的医学生都是女性，美国女性执业医师的总数也刚刚超过 34%，这是因为在过去几十年里一直存在医生男女比例的不对称。）从一开始，性别上的刻板印象就是护理这个学科不可分割的一部分。当弗洛伦斯·南丁格尔在 19 世纪开始创立我们今天所说的现代护理学时，[6] 她的理念是每位女性都是护士，每个进入护理行业的女性都只是在做她天生就会的事。[7] 在护理开始成为一种职业的很长一段时间里，护理学校教授的最重要内容是尊重医生、遵守常规、照护患者。人们认为，女性的照护品质（caring quality）是所有女性的理想。在护理界，这种品质被看成女性可以负责卫生、日常事务以及给药的原因，所有这些都是在"忠实地遵从医嘱"。[8] 这种关爱、恭顺的人格与医生及其男性理想形成了鲜明的对比，后者不动感情、果断、客观、疏离、理性。

尽管医生和护士之间的语言差别似乎与"男人来自火星，女人来自金星"这种流行心理学非常契合，但是这种差别最终成了一个有效说明这种行为是历史性、教出来的，而非天生、必然的例子。与流行心理学一样，这种关于不同沟通风格的简单分类在描述现实时并不真实，也没什么帮助。很多研究都拆穿了这种性别二分法的世界观。

83 博比·卡罗瑟斯和哈里·赖斯在一项大型研究中对 13 项与性别有关的、涉及多种身体和社会标准（其中就包括沟通模式）的研究进行了回顾。[9] 他们的研究表明，我们会被这种依据性别区分沟通方式的严格二分法所吸引。我们喜欢女人这样说、男人那样说的看法。但在统计学的详细考证下，这种二分法将分崩离析。卡罗瑟斯说，比如在他们的研究中（以及在我们大多数人的生活体验中），男性富于同理心、女性擅长数学相当常见，但在一些研究中结果相反。她还补充说，"性别根本不像平常的刻板印象，甚至也不像一些学术研究想让我们以为的那样，是一个带有局限性的范畴"。在另一次采访中，赖斯说："显然，导致困难的并不是性别，而是人类的特点。"[10]就像我们很多人都知道的那样，无论你的医生、护士、男朋友、母亲有多么奇怪，多么难以理解，他们的性别很可能都只是问题中很小的一部分。

当然，医学语言和它表达的性别角色都处于持续的变化中。二战后，护理教育和护理工作经历了迅速而全面的专业化过程。[11]护理开始成了一种需要大量专业技能和科学知识的严肃职业，只靠女性的技能和服从医生的指令已经不够了。女性开始在大学和护理学校接受培训，而不再仅仅是在医院。拿学位需要花费更长的时间，女性在结婚以后也还可以继续当护士。护理这个学科不再被看作医疗环境中的一系列女性行为；相应地，人们承认在复杂的医学界，这项工作需要的专业技能和知识越来越多。

随着违背性别假设的情况越来越多，越来越多的女医生和男护士开始出现，这种沟通差异的人为性变得更加值得探讨。护士过去几乎全是女性，这种平衡现在已经发生了巨大的变化：1970年，只有2.7%的护士是男性；2013年，这个比例上

84

升到了 10%，而且还在继续上升。[12]1949 年，进入医学院的学生中只有 5.5% 是女性，到 1986 年这个比例变成了 36.4%，根据许多研究，这一比例已经超过了 50%。[13]

随着这些领域趋向平等，我们开始注意到，这种语言上的差异可以更多被看作对医学等级制度的反映：医生作为医务人员中的最高级别，当然有最高级的词汇、最权威的形容词和最医学的医学语言。[14] 这种等级制度自有其后果：文献中充斥着护士被虐待和糟糕对待，或者外科医生打人骂人的报道。所有这些都是真实的，而且非常不专业，大多数医学院都开设了教育课程，试图解决这些问题。

但有时候，这种等级制度也存在于其他更出人意料的地方。将语言上的差异视作权力上的差异，比性别更有助于理解现有的状况。语言可以用不同的方式贬低他人，这反映出权力的差异可以取决于不同语境下的不同力量。有时被羞辱的是一个医学生或一个实习生，甚至一个有资格证的医生，他或她是某个手术室里的新手，处于权力和语言等级的下端。如果我们不把这些语言看作对性别的反映，而是看作对权力的反映，很多人在工作中的体验就说得通了。

85　　例如，我自己就有很多次同时处在这种沟通混乱的两侧，我既无视过别人，也被别人无视过。还是医学生时，我问一名健康助理（她只接受过几个月的培训）在哪里洗手。她把我送到"脏"水槽那里，然后大声笑了起来，因为我不知道脏水槽只用来洗器材，不能洗手；她还嘲笑我举着双手到处走。我还被一名手术技术员取笑过，她把我从手术室里赶了出来，不是一次，而是两次，因为她不喜欢我站在手术台前的样子。

作为实习生，我对病人的担心被护士无视过，他们说，我这个实习生只是在浪费大家的时间。这发生了不止一两次，而是几乎每天晚上都会发生。几年以后，当我在一家新的医院成为一名有资格证的主治医生时，我遇到过比我更有权力的护士，她们用她们的语言，也就是管理和失职的语言，迫使我做我觉得没有必要的剖宫产手术。

我肯定也会继续把我的语言当成对付病人和实习生的钝器。我从没向我的住院总医师扔过胆囊。（这是我在大外科轮转时听到的故事，我还听说那个扔胆囊的人几年以后成了那个科的主任。）但我曾经贬低过一个实习生对一名高血压患者的担忧，方式是给他们背诵美国妇产科医师学会关于妊娠期高血压疾病的判定标准。我还把一个病人弄哭过，因为我告诉她妊娠糖尿病是一个病理过程，她需要接受治疗方案。我被医学语言暴打过，我肯定也用它打过别人。

…

不管 21 世纪医学的玩家是谁，有一点看起来很清楚，我们在用医学语言沟通的过程中出现的大多数问题，都是我们在培训期间学会的，我们可以不学这些东西。取消那些学习的时候到了，因为在现代世界，医学语言的差异已经变得事与愿违和不安全，我们至少已经开始注意到什么东西很可能总是带来

86

危险了。

解决医护语言差异的一个主要方法，其首字母简称是SBAR。（当然，这是典型的医学语言，连改善沟通效果的概念都是这么一个几乎没有意义的首字母简称词。）SBAR 代表情境（Situation）、背景（Background）、评估（Assessment）和建议（Recommendation），这是一种将医学信息规范化和构建医疗信息传递途径的方法。[15]

过去，一名护士（哪个护士？哪个病房的护士？我负责四层楼五个不同的病区）可能会打电话告诉我"我对一个病人的心率不放心"，对一个忙碌的医生来说，这听起来没什么大不了的，会让她放松警惕。有了 SBAR，护士打电话时会说："我是丽兹，南区产后 5 单元的护士（这是"情境"）。患者史密斯，无并发症剖宫产术后零天，现在持续性心动过速。我试了给她补水，但没有解决（这是"背景"）。我担心是急性失血（这是"评估"）。我希望你马上来看病人，另外，请开一个红细胞比容的检查，你来的路上我给她抽血（这是"建议"）。"之后她就挂掉了电话。她这样说不会让我觉得没事儿，不会让我放松警惕。SBAR 要求丽兹思考重点跟我说什么，以及她想要怎么办。但回报是我知道了丽兹是谁，她有多担心，她想让我马上过去。

至少在概念上是这样的。尽管 SBAR 在现实生活中实现起来很困难，但确实很有效。对很多护士来说，这意味着要为打电话做额外的准备，要在给医生打电话之前而不是打电话的时候，做一些认知上的工作。SBAR 还需要打电话的人有一定的自信，接电话的人愿意听取意见，SBAR 同时也能培养这种自信和听取意见的品质。实际上，这种期望，而非任何实际的格式变化或措辞选择，很可能才是这种方法行之有效的关键所在。但 SBAR 确实有效，它将两种专业人士带进同一种语言，这样他们就能在那儿一起工作了。

…

医学语言创造意义，也破坏亲密性。它需要清晰，却模糊了很多细微的差别。它开启治愈，同时破坏人际关系。这些力量会影响说这些话的人，即使他们在医疗环境中说普通英语的时候也是如此。其中最悲哀的例子莫过于"我很抱歉"（I am sorry）。

在日常生活中，"我很抱歉"是我们最早学会的短语之一："拿了你妹妹的玩具，说抱歉。咬了你弟弟，说抱歉。让厨房着火了，说抱歉。"

但"我很抱歉"是一句很复杂的话，甚至在很久以前的童年时代就是如此。这句话既表达悲伤也表达遗憾，除了这些，它还表达一定程度的责备和问责。悲伤和责备的双重含义让"我很抱歉"在医学语言中成了一句不可能的话。医生们通常想表达悲伤，但不想确认过错。或许，对于"我很抱歉"这个过于简单的事实来说，问责和内疚的痕迹太长了，也太复杂了。我很抱歉癌症复发了？我很抱歉化疗无效？我很抱歉没早

88

点给你做手术，因为我没太注意你的疼痛？或许这几种感情都有一点？

这意味着，这种最早用来表达悲伤的方式对于说医学语言的人来说已经发生了转变。它负载过多，满是禁忌；它变成了无用的东西。然后医生们变得不愿意甚至不能说出"我很抱歉"，因为这听起来好像他们做错了什么。但是如果没有"我很抱歉"，面对可怕的消息，医生该如何开启对话呢？她如何表达同情或共情呢？她如何让患者悲伤？她如何跟他们一起悲伤？

...

我的一个病人阿曼达·索尔达蒂，年轻、敏捷，说话跳脱又轻快，嘴总是比脑子快。她非常聪明，总是动个不停，我一进屋她就从床上跳了起来，说话的时候晃着穿运动鞋的脚。去年阿曼达在一场悲剧后来找我。那时候她怀孕了，但是在孕中期因为极早产失去了孩子。

这是阿曼达上次孕中期流产后第一次怀孕，她第一次来做产检的时候，我跟她谈了各种选择的可能性。最具侵入性的是外科手术，鉴于她上次孕中期流产了，她可能能从宫颈周围缝合中获益，这种操作被称为环扎术。第一次产检的时候，从超声上看我认为这次怀孕会有类似的结果。也就是说，我们可以保持警惕，等待并监测她的宫颈。如果在超声上她的宫颈开始变短，我们会进行宫颈环扎；但许多女性的宫颈和妊娠会一直

89

正常，那就完全不用手术了。阿曼达在屋里踱来踱去，但最终还是觉得似乎密切观察更合理，避免手术和所有相关的风险不是很好吗？

三周以后，我接到了超声室的电话：阿曼达的宫颈短，虽然还没到危险的程度，但肯定已经不正常了。我给阿曼达打了电话；我们讨论了这时候做环扎的风险和好处。即便是现在，这也不是个简单的决定。手术的风险之一是可能会刺穿羊膜，导致流产。但阿曼达现在确定想要做环扎，她跟我说她再也不想浪费时间了。

第二天，我带阿曼达去了手术室。我亲自给她做了环扎。手术很简单，很快就做完了。在苏醒室里，我给她看超声上胎儿在动。当天晚些时候她就回家了，计划一周后来见我。

六天后，阿曼达回来了，不是常规门诊，而是半夜来了医院。她子宫的收缩撕扯着缝合的宫颈，这让她非常痛苦。她的宫颈开始在环扎处撕裂，引起大出血。夜班团队拆掉了阿曼达的环扎，不到一小时她就生了。胎儿只有 22 周，未能存活。

第二天我在妇科见到了阿曼达。她提出离开普通产后病区，因为她不想听孩子哭。当然，她之所以知道提这种要求，是因为她以前经历过。

我进去的时候，阿曼达正一言不发地躺在床上。她眼睛睁着，向我点了点头，但她脸色苍白，与平常的她大相径庭。我看到她把运动鞋和牛仔裤塞在一个透明的袋子里，扔在窗台上。我从走廊里拉了一把椅子到她房间里，想了想我要说什么。

我想说："我很抱歉。上帝，我很抱歉。我很抱歉我们没有更早给你做环扎。我很抱歉我给你做了环扎术。我很抱歉我做的手术导致你大出血，手术没起作用。我很抱歉我的团队给你把环扎拆掉了。我对这一切都很抱歉。"

这些都是事实，但这里面还有更复杂的事实：我们当时不知道现在知道的这些，我们做了正确的决定——一起做了决定，我现在依然这么认为。我很悲伤，但不后悔；我很伤心，但不内疚。

然而，那个房间里充满了悲伤。经历了那么多的照料、手术、疼痛和流血，现在她在我们面前，但我们为之努力的一切没了，她想要的都没了，她应得的都没有了。你能用什么样的语言说清真相呢？

...

有大量的医学文献教医生如何"告知坏消息"，如何就坏事与患者沟通，换句话说，如何在最糟糕的情况下把医学语言转化成普通人的语言。告知坏消息对医生来讲是最有压力的事情之一。一些研究表明，不得不说起失败的心肺复苏，也就是告诉一个家庭他们所爱的人死了，比复杂的心肺复苏本身更让医生感到无力应对。[16] 许多医生不讨论这些坏事；或者他们的表达毫无帮助，让人觉得疏远又无情，让人愤怒，甚至会引起法律诉讼。对医生来说，这种沟通困难会导致严重的情感消耗；随着时间的推移，还会带来压力和最终的倦怠。虽然不

生育笔记：产科医生的真实故事集

想看到，但是有些医生确实离开了他们的领域，离开了他们经过了几十年的训练才进入的领域。就个人而言，这可能会成为一场不幸；就公共卫生层面而言，这种倦怠会导致医务人员短缺，并演变成一场灾难。

因此，我们看到有越来越多的努力在教医生们如何告知坏消息，有越来越多的教育和交流资源致力于这样一种观念：对于一名有能力的、长期执业的医生来说，这项技能与正确使用手术刀或了解新药知识一样重要。这些技能课教给我们最重要的内容之一，就是如何处理"我很抱歉"这样的棘手问题。看起来这是一个语义学问题，它非常简单，但非常有效。不要说"我很抱歉"，而是说"我希望事情不是这样的"（I wish things were different）。

单纯从词源或者最初的起源上来说，"我希望"与"我很抱歉"类似。它排除了伤心、悲痛，也抛掉了责备。医生可以希望有另一个世界，一个从不发生这种可怕事件的世界；一个手术顺利、癌症不复发、胎儿发育正常的世界。"我希望"呼唤一个不同的世界。这种说法本身就暗含了我们到不了那里的事实，但它同时也包含了我们对那个世界的渴望，以及我们无法抵达那里的伤感。

医生并没有被困在医学语言里，穿过和普通人之间那扇上锁的门，医生可以说："发生了一些不好的事，我非常希望它没有发生。我希望这个世界有所不同。我希望今天有所不同。我希望这事没有发生。"

这样，我们之间的那扇门就打开了。

…

92　　　那天，在医院妇科病区那昏暗的房间里，我把椅子拉进阿曼达的房间里，拉到她的床头。我坐下来，沉默了一会儿。很长一段时间，她都没说话，然后她出声了。她跟我说她多么伤心，事情多么可怕，什么都没了，什么都不对。我听了很长时间。

　　她说完以后，我没有太多要补充的。我唯一想到能说的话是："我希望这一切没发生。我很抱歉现在是这样的状况。"这不够，但这是真的。

孕晚期

第五章
围存活期分娩：必然的故事

人们想让所有的医疗体验都是好故事，尤其是分娩。我不是说它们要有趣或充满悬念。从某些方面来说正好相反：好的医疗故事坚实，结构严整，而且通常很无聊。好的医疗是一系列观察，这些观察会顺理成章地带来一系列的选择，这些选择又会相应地带来某种可理解的行动。在令人满意的医疗实践中，所有这些事件都应该稳步推进，一个接一个，直到可以预见的结局。

比如，一个咳嗽、发热、X 射线成像显示肺炎征象的病人应该用抗生素。没有 X 射线成像或咳嗽就开抗生素是不当行为，而感染不用抗生素可能就是过失。故事必须前后一致，不然就是故事里的医生们没做好他们的工作。

在绝大多数情况下，分娩的故事都很简短，且以快乐告终：宫缩、分娩、阿普加评分两个 9 分[1]、结局圆满。但有时

---

[1] 新生儿阿普加评分法用以判断有无新生儿窒息及窒息严重程度，一般是出生后 1 分钟内及 5 分钟进行两次测评，8—10 分属正常新生儿。

候，分娩也会面临很多可怕的选择，只有处于事件中心的女性才能做出的选择。这意味着这位女性要选择属于她自己的可怕冒险，即便她正在冒险的时候也是如此，因为如果她不做出这些选择，别人就会替她书写她的故事。

…

有人管它叫婴儿，有人管它叫胎儿，也有人就管它叫"它"，尽管当我们这么叫的时候，会因为发现自己说错了而突然闭嘴。我们觉得这些称呼都不让人满意。

我们在跟安妮·莱利谈话，但实际上是在跟她全家谈话。据我们最好的估计，她最多怀孕 23 周整。直到昨天，她的妊娠都很正常，没有并发症。昨天她出门办事的时候羊水破了。她来看医生，进行评估的时候她开始觉得不舒服。现在她在宫缩，我们的身体通过宫缩这个复杂的过程排出子宫内容物。我们尝试终止宫缩，但是处理这种情况的手段很原始，也不是十分有效。现在看来她很可能会在接下来的几小时或几天里分娩。

所以我们在她房间里，就妊娠、胎儿和婴儿讨论来讨论去。这是个婴儿还是胎儿？实际上，这正是问题的关键。我们需要她告诉我们。

以下是她有限的选项：

选项 A：流产的故事。在这个故事里，她怀的是一个胎儿，还不满 24 周。这个胎龄的胎儿出生后的存活率非常低。那些活下来的孩子绝大多数都会因为极早产留下后遗症，比如失明、肺部问题以及脑瘫。这时候生下孩子的概率很低，生下健康孩子的概率更是微乎其微。如果她选了这个流产的故事，我们会让胎儿生出来，我们不会用管子和尖刺折磨这个孩子。我们会提供"舒适护理"，确保这个孩子是温暖的，而且只要孩子还活着，我们就会将其一直放在安妮胸前。

选项 B：极早产而非流产的故事。在这个故事里，安妮怀的是一个婴儿。婴儿会出生，我们会为这个生命奋战。我们会在小小的半透明身体上连上各种管子和线。我们会把所有的智慧和知识、所有的科学和电脑、我们拥有的全部都用上。这可能还不够。婴儿可能还是会死。即便活下来，也很可能会在这个过程中受到损害，介于中度和重度之间的损害。

安妮必须要选一个故事。我们都再三强调她必须尽快选一个。为什么？因为如果选 B，我们就要开始对她做一些处理，这些处理中有一些会让她很不舒服。我们会给她用一些强效药，那可能会让婴儿出生时的情况稍微好点；我们会用各种仪器把她限制在床上，小心监测婴儿的心率。我们会有很多人在房间里出出进进，触摸她，给她做检查，抽血化验。我们还会考虑给她做紧急剖宫产，虽然这伴随着紧急腹部大手术的各种

风险。根据 23 周妊娠的解剖结构，我们给她做剖宫产时，会

做一个垂直子宫的切口，这会让她以后的妊娠和分娩都有危
险。即便这个婴儿活着离开手术室的概率低于 30%，我们也会
这么做。[1]

选 A 的话，这些我们就都不会做。我们甚至不听胎心，因
为那对我们的处理没有影响；如果不影响结果，我们不会做腹
部大手术，也不会拿她的健康冒险。我们会让房间保持安静祥
和，我们会尽量保证她有一名固定的医生，以及一个了解她情
况并且擅长处理那种情况的护士。我们会在门上挂一幅带着泪
滴的叶子的画，这样所有的工作人员就都知道这个房间里有人
发生妊娠丢失。分娩结束后，我们会给这个家庭一些时间。我
们会帮他们拍照，制作记忆盒。我们会进行哀悼。

安妮做出选择以前，医护人员都很煎熬。因为故事 A 里的
良好护理就是故事 B 里的不当行为，反之亦然。在她告诉我们
选哪个以前，我们该怎么照顾这个病人？

…

要知道，我做这行已经很长时间了。最开始的时候，我得
学习如何组织医学故事。这是你在医学院的后半部分时间做得
最多的事，学习如何讲故事。一旦出现伴有右下腹压痛、白细
胞升高的腹痛，那就是一个叫作阑尾炎的故事，它要进了手术
室才能终结，就像骑士必须杀死恶龙那样。如果没这么做，你
就得解释为什么。

　　　　　　　　生育笔记：产科医生的真实故事集

有个怀孕的女人早产了，人们对婴儿进行了抢救，这是一个悲伤的故事。有个怀孕的女人在 23 周时流产了，这也是一个悲伤的故事。

但无论是患者还是医生，我们都不擅长看到，任何事都不仅仅有一种讲述方式。它可以这么解读，也可以那么解读，有时候它需要被这么解读，有时候它又需要被那么解读。毕竟讲故事的人也会犯错。

在医学教育的前一部分，我们学习讲故事；在后一部分，我们学习半途而废，有时还要讲一个不一样的故事。

…

诺拉·萨蒙只在我们医院做了一次产前检查，就是这周，怀孕 35 周的时候。她确实在其他地方做过孕早期检查。她从包里拿出一本揉成一团的紫色"孕期护照"，她 12 周的产检记录上潦草地写着人类免疫缺陷病毒（HIV，即艾滋病病毒）检测呈阴性。但就在上周，她第一次来我们医院的时候，又做了第二次 HIV 检测。这是我们针对孕晚期病人的规程。诺拉孕晚期 HIV 检测呈阳性。

孕晚期 HIV 阳性对她和她的孩子来说都是一种风险。孩子可能在分娩过程中感染病毒并终身携带病毒。或者我们可以阻断它，就现在。

诺拉那时候的 HIV 检测初筛有点麻烦，因为当时有很大一部分结果都是假阳性。当时这种假阳性的结果出现得相当频繁，检测部门甚至都不发正式的报告，因为这只是一部分结果。之后我们会做一种叫作蛋白质印迹（Western blot）的多步骤试验，这种蛋白质定量试验更准确，能告诉我们结果是不是真阳性。

当诺拉进入产程的时候，她的蛋白质印迹结果还没出来，检测还在某个未知实验室的操作台上进行着。眼下，我们手里只有这份部分阳性的 HIV 检测结果，以及面前这位待产的女性。

如果诺拉真的有未加控制的 HIV，我们医生可以给她做剖宫产，从而最大限度地减小将病毒传播给婴儿的可能。但她们还有孕早期那张皱巴巴的紫色纸片，而且她极其坚决地表示怀孕之后她和她丈夫都没有其他性伴侣。诺拉百分之百确定她没有艾滋病，不，百分之一千确定。

夜班团队不建议剖宫产，因为针对很可能假阳性的结果就做大手术好像太极端了。但他们确实想做一些风险相对低的事，一些能给新生儿提供终身 HIV 保护的事。他们在待产时开始使用抗病毒的药物。像齐多夫定（Zidovudine）这种抗 HIV 病毒的药，可以阻断分娩期间病毒向新生儿的传播。他们的计划是，如果检测结果是阴性，就停药。

第二天上午，诺拉还没生。我加入了产科团队，围着那些高危病人转。我查了查电脑，蛋白质印迹的结果出来了。就像我们希望的那样，结果是阴性。阴性！我欢呼起来。太好了。然后我又仔细看了看，其实凌晨 3 点结果就出来了。为什么她还在用齐多夫定？团队成员支支吾吾。我们就是……夜班太忙了，没空讨论这事。白班的人也说不清楚——我们想好好讨论一下，我们想确认一下，你知道吧？

我知道。一旦你被贴上一个标签，就很难摘掉它。一旦你有了一个故事，就很难把它换成另一个故事。即便这个故事是假的，即便你能指着电脑屏幕上的数字说这故事不是真的，对于一个从一种现实进入，又从另一种现实离开的团队而言，他们也只想做正确的事情却不确定"正确的事情"是什么，对这样一个团队来说，不采取行动，也就是不去治疗这个患者，是很难的，太难了。患者已经暴露在药物风险之下了，对吧？那么，在我们确定所有人都认可这个新的事实以前，不妨再用一两剂？

我说："我们停了齐多夫定吧。"大家都笑了，但谁也没动。最后我不得不自己下了医嘱。我问护士用不用我去关静脉泵的开关，但她说我在犯傻。

"我傻？"我说。

以前有个女人感染了 HIV。她想生下孩子，我们通过大剂量静脉用药保住了孩子的健康。我们是英雄，我们赢了。

这是一个故事，但这是今天这个女人的故事吗？不是。故事变了，但我们继续向前，被我们的医疗叙事阻碍着，也被我们正在讲的故事阻碍着。我们举着剑，砍向那条早就离开了的，或许根本就没存在过的恶龙。

如果我们在这方面做得更好，或许就能更准确地讲好那个故事。也许我们可以弄清如何看待故事里的恶龙？你是真正的敌人吗？我们需要打这场仗吗？

...

另一天，另一个产科。

娜迪亚·特里格斯很伤心。她早就知道这一天会来。在很大程度上，是她选择了这一天。她现在正在角落里的一间待产室待产，舒适而安静，因为几个小时之前她就打上硬膜外麻醉了。

娜迪亚伤心是因为她的胎儿问题很严重，活不了很久。我们在超声上看到胎儿的时候，马上就看到胸部钟形的曲线比腹部还紧绷。心脏占据了这个过小胸腔的很大一部分。骨骼呈弧形，紧紧压迫着胸腔，没有给肺的发育留下空间，所以两个肺都没有发育。

胎儿目前情况良好，位于那个小小的鱼形空间里，氧气来自脐带，不需要肺。但是一旦出生，就需要用嘴、鼻子和不存在的肺来呼吸了。所以我们告诉她，孩子将会死去。

这是当我们都还在努力弄明白她体内出了什么状况时，一位聪慧的男医生和另一位聪慧的女医生给娜迪亚的解释。这是我在她的病历里读到的故事，也是她来医院开始待产时讲给我的故事。她和那些聪慧的医生一起决定，待产时不对胎儿进行监测，因为如果出现胎儿窘迫，我们都不想通过剖宫产分娩一个无法存活的婴儿，不管我们能做到多快、多好。就像很多古代故事里说的那样，最好不要去看故事是怎么进展的，那是多此一举，画蛇添足。

但正在舒适安静待产的娜迪亚，现在想去看看。她打来电话说有话要和我说，我到了以后，她问："我能听听孩子的心跳吗？"她的护士站在一边，很不自在。**这不是原来的计划。**

我说："嗯，可以，当然。可以。当然。但我得提醒你一下咱们之前怎么说的。我们说过，如果我们看着胎儿的心率上升再下降，然后一直降一直降，那会非常艰难。那感觉是在冒险。因为我的训练、以及护士的训练，我们所有人的训练，都是赶紧把你送进手术室，把孩子抱出来。""不过，"我温和地说，"迅速把孩子抱出来，在这里没有意义。我希望情况不是这样，但不管我手术做得多快多好，我都没办法用手术挽救这个孩子。而看着心率一直降到 0，对你来说会非常艰难，对所有照护你的人来说也很艰难，因为他们毕生受的训练都是阻止这种情况发生。我们甚至可能愚蠢到忘了你是谁，只按常规行事。无缘无故增加你的风险，等等。"

"这些我都知道，"娜迪亚说，"可是……就是，我想知道这个孩子在我身体里的时候死没死。我知道我们什么都改变不了。我就是……我就是想知道。"

我终于明白了。在这个她不知道的、有一个像鱼而非人那样呼吸的畸形胎儿的噩梦里，还有一个更糟糕的噩梦。这是一个生下死孩子的噩梦。这个噩梦里甚至还有一个更糟的噩梦，生下一个孩子，但不知道孩子死了。我们在一个她不想经历的故事的第三层。

我可以让她上升一层，让她只做两个噩梦。

我说："你想怎么办呢？我们每 20 分钟检查一次怎么样？就做个简短的检查，每小时几次？我们可以这样。"

"可以，"娜迪亚说，松了口气，"我就想这样。"

我们每 20 分钟检查一次。心率一直有，120 次 / 分钟，慢但还算正常。我永远不会知道产程中有没有过胎儿窘迫，但几小时以后孩子降生了，还活着。儿科医生也在，他们简单对婴儿进行了评估，但无能为力。他们把婴儿交给母亲，让她把孩子放在胸前，让她们尽可能在一起多待一会儿。

足月妊娠

第六章
剖宫产后阴道试产：要不要干预

周五凌晨 2 点，她终于同意剖宫产了。

莎拉·帕斯捷尔纳克已经在产科待了两天。那是个周三
（尽管这很难记住），她在那天早上的产检中发现有高血压。她
的尿液试纸显示蛋白阳性，加上血压，她立刻就达到了先兆子
痫（Preeclampsia）的标准，先兆子痫是一种会影响晚期妊娠
的严重疾病。先兆子痫可以很轻微，但根据既往经验，它也可
能是女性在怀孕期间病倒甚至死亡的原因之一。治疗子痫的唯
一手段就是分娩。

那个周三的早上，莎拉已经怀孕 39 周了，所以引产并不
是医生们要争论的问题。那天早上，莎拉本来计划在离开医院
去上班的路上吃一个带奶油干酪的百吉饼，一种她从来没吃过
的百吉饼。护士领她进入待产室的时候，和她其他的很多计划
一样，她的早餐计划也泡汤了。

莎拉被带到了待产室，她丈夫也来了。静脉注射用上了，
血也抽了；他们检查了宫颈，宫口开了 2 厘米。莎拉想四处走

走，但她正在注射预防先兆子痫发作的镁剂。镁剂让她昏昏欲睡、视线模糊，护士跟她说脱离胎心监护很危险，所以她只能在床上躺着。经过 12 个小时和多次尝试软化宫颈，他们给她用上了催产素，一种用于启动宫缩和扩张宫颈的药物。

莎拉一开始的计划是尝试不用药物分娩。但进入产程 18 个小时以后，尽管经历了数小时痛苦的宫缩，她的宫口还是只开了 2 厘米。她要求做硬膜外麻醉。那已经到了周四凌晨。莎拉睡着了，但一直有人进来提高催产素的剂量。有时他们会检查一下她的宫颈，然后叹口气又摇摇头。她的宫口开了 4 厘米，但后面几个小时还要再开 4 厘米才行。在某个时刻，也许是快到周四中午的时候，有人用钩子给她破了水。他们没问她也没有提醒她，就那么做了。

到周四下午 6 点，她的宫口还是只开了 4 厘米。夜班时，一个新的医生进来，跟莎拉说她应该剖宫产。莎拉的丈夫从靠窗的床上坐起来，衣冠不整，什么也没说。莎拉说不行，然后开始哭。

凌晨 1 点，孩子的心率开始上升，一直不降。宫口还是只开了 4 厘米。医生跟莎拉说她可能要感染了，因为她的羊水已经破了。（"你们给弄破的！"莎拉尖叫着，但只是冲着她自己。）医生说："我很担心孩子。"医生再次建议剖宫产。莎拉又累又饿又困惑，尤其是还很害怕。莎拉不再拒绝了。她在面前的文件上签了字。那是周五凌晨 2 点。

凌晨 2:30，他们把她送到了手术室。他们在她身上又拉又推，跟她说她感觉到的不是疼痛，只是压力，但她还是忍不住小声尖叫了一下，因为那感觉就像是普通的疼痛。最后，这一切之后，一声啼哭，孩子出生了。

接下来几天，她的记忆模糊又可怕：刀口疼，止痛药让她头晕恶心；就连坐起来喂奶都得有人帮忙。她感到悲伤和愤怒，对医生、对医院、对自己的身体都很沮丧；而对孩子的愤怒和失望，在手术五天之后去找那个活泼的助产士拆线时都没有减少分毫。

三年以后，那个婴儿长成了一个蹦蹦跳跳的健康孩子。莎拉的身体也基本恢复了。她几乎不会再为那个周五的凌晨哭了。但她和她丈夫还是把那个医院的名字当成骂人的词，"狗屁"的同义词。

莎拉又怀孕了，需要产前护理。她是我——一位高危产科医生——的朋友，所以给我打了电话。她说："我想要跟第一次完全反过来。我考虑去分娩中心待产，或者在家生，或者可能就是去森林里溜达，生完再出来。"她在开玩笑，但不全是玩笑。

...

我首先想说，剖宫产是个该死的礼物。这种能把孩子安全、快速地生出来，又不要女人命的工具，是最近才有的发明。女性曾经不得不为这个工具而斗争，能在适当和必要的时刻给人提供这个工具，我充满感激。

110

我还想说，莎拉有过一次可怕的体验，那种体验让她依然感到痛苦，也给她和她年轻的家庭带来了创伤。那都是真的，让人深感遗憾，也确实是错误的。然而，为清楚起见，我要指出一点：从医学角度来看，严格来说，她治疗期间所有的决定都不算错。如果当时我是她的医生，我会做同样的事吗？我想我会做更多解释，或者更温和，或者以一种让人觉得没那么受伤的方式让她参与决策。但医学上的答案是，我做的分娩管理决策大多会和别人一样。实际上，我可以告诉你，我已经这么做过几十次了。

让我们来看看这种体验，以及处于其核心地位的手术。我会用"剖宫产"或"剖腹产"这些术语，而不是"开刀"，因为尽管它是个手术，但在女性生命这个更大的背景下，它也是（而且通常主要是）一次生育，很可能不会被看成导致创伤的一部分。紧急剖宫产对很多女性来说是一种创伤，一种失败，一种其他手术没有的遗憾和责备的混合体。很少会有人对阑尾切除术有这样复杂的情感。出生是生命周期中的一件大事，也是一件复杂的事，再加上一个不想做的手术，找到正确的解决方法几乎是不可能的。

在 20 世纪以前，剖宫产很少见，因为它经常是致命的。到 19 世纪下半叶，无菌技术的应用、分娩从家庭向医院的转移，以及产科麻醉的出现都意味着剖宫产变得更安全了。但在整个 20 世纪早期，剖宫产都很少：1916 年，美国的全部分娩中只有不到 2% 是剖宫产，这可能是因为剖宫产仍然非常危险；1933 年的统计数据显示，在美国最好的一些医院，与剖宫产相关的产妇死亡率为 4%—16%。[1]

20 世纪初，随着剖宫产数量的直线增加，剖宫产的安全性也提高了。90 年代末的某个时期，这一比例开始急剧上升，呈指数增长。[2] 关于这种增长的研究指出，第一次（或者像医学文献中说的"首次"）剖宫产和重复剖宫产的数量都在增加。换句话说，在增加的剖宫产总数里面，几乎有一半与女性成功"剖宫产后阴道分娩"（Vaginal Birth After Cesarean，简称 VBAC）——又叫剖宫产后阴道试产（Trial of Labor After Cesarean，简称 TOLAC）——数目的减少有关。

剖宫产率在 20 世纪末和 21 世纪初这种令人不安的上升意味着，现在有将近三分之一的婴儿是通过剖宫产出生的，这个数字在一百年前是难以想象的。这个难以想象的数字描绘了我们的现实，不过实际上大多数女性和医生都希望这个数字会下降。

女性（常常还有她们的医生）会希望避免剖宫产，这可以理解。即使剖宫产不算什么可怕的体验，这些手术整体而言也不如阴道分娩安全，并且可能会给这次和下次妊娠带来并发症。[3] 大部分数据显示，与没有并发症的阴道分娩相比，剖宫产的女性和经剖宫产出生的婴儿并发症都会增加。（有并发症的阴道分娩风险更高；当然，麻烦在于弄清谁有哪种并发症。）

关键在于，那些剖宫产并非都有必要——尽管我希望这不是真的。有些医生做剖宫产没有正当的理由。有时那些不正当

112

的理由是系统的问题，和哪个医生想要做个好医生的个人意愿几乎没有关系。比如，根据美国的《医疗事故处理法》，不做剖宫产手术比出于错误的原因做了剖宫产手术更难获得辩护。[4]即便有医生意识到了这种压力并与之对抗，整体的文化氛围也会让这变得非常困难。其他导致剖宫产率升高的系统原因包括剖宫产让人觉得更安全可控（其实并非如此，但有些女性出于这个原因要求剖宫产）。另外，我们对家庭规模小型化的假设，也可能会让我们低估重复剖宫产带来的并发症，因为我们假设女性只需要大概两次手术。

最后，有些剖宫产是出于可怕的原因才进行的。人们开玩笑说产科医生做剖宫产是因为他们想去打高尔夫或打除皱美容针。我不认为这经常发生，我从来没见过谁这么说或这么做。不过当然了，这种事也说不定。

但确实有很有力的数据显示，当医生的报酬是基于分娩量而不是轮班时，剖宫产率会上升。[5]也就是说，即使只是在潜意识层面，给所有病人接生的经济刺激也还是会带来一种推力，它意味着医生会设法以最有力的方式来控制分娩，那就是提倡剖宫产。这就是为什么很多大医院都已经转成轮班制，尽管这伴随着很多沮丧情绪，比如有些沮丧的患者想要属于自己的医生。事实是，数据显示，实行轮班制以后（不管病人生没生，早上 8 点我都下班回家），情况变好了。首先，疲惫不堪、心烦意乱的医生不再没完没了地工作了。其次，医生再也不用身兼数职了，比如，在门诊忙碌的同时还得盯着一个有并发症的产妇。最后，轮班的医生没有不继续等待的动机，他们有的是耐心。而耐心，通常是大部分避免剖宫产的成功分娩所需要的。

因此，出于好的、坏的以及非常糟糕的原因，美国经常过度使用剖宫产。降低剖宫产率的秘诀有两个：一个是避免第一次分娩时剖宫产；另一个是给做过剖宫产的女性一条出路，即尝试剖宫产后阴道分娩的选择。前面说过，这也被称为剖宫产后阴道试产，它就像是从终生手术分娩这条道路里开出的匝道。

...

从 20 世纪初女性从剖宫产中活下来开始，人们就对下一次如何分娩产生了很大的兴趣。在欧洲，剖宫产后阴道试产被视为可以接受的风险，但在美国，另一种想法占了上风：剖宫产后阴道试产被认为是不安全的。而这意味着它很少发生。在 1968 年的一项研究中，纽约有超过 80% 的医生表示他们绝不会把剖宫产后阴道试产看作一种安全的行为。因此，毫不奇怪，直到 1974 年，美国医院里还有 99% 以前做过剖宫产的病人自愿选择再次剖宫产。[6]

随着时间的推移，医学界对剖宫产后阴道试产的看法发生了改变。和其他很多领域一样，患者的自主性和共同决策都在不断提高。还有一个丑陋的事实是，剖宫产的风险远远超过妊娠本身：一位做过多次剖宫产的女性最终可能会因为瘢痕组织

114

导致解剖结构变化，经受手术一次比一次危险的风险，从而限制生育次数。

其次，胎盘植入类疾病也确实会增多。随着剖宫产率的升高，我们正在见到越来越多这样的胎盘：胎盘粘连、胎盘植入、穿透性胎盘。那些告诉胎盘就在这儿停下，别再往更深处生长的信号，在子宫愈合的区域更容易做出让步。尤其在有多处瘢痕的时候，胎盘会侵入甚至穿透子宫壁，紧紧扒在上面不下来。如果胎盘穿过子宫内膜附着在肌肉上，称为胎盘粘连（placenta accreta）；如果胎盘侵入子宫肌层，称为胎盘植入（placenta increta）；如果胎盘穿透子宫侵入临近的结构，比如膀胱、肠管、血管等，称为穿透性胎盘（placenta percreta）。

侵入性胎盘疾病更容易发生在有瘢痕的子宫，风险随着子宫瘢痕数目的增多而增加。怀孕并不是一种良性的生长，它要在女性的身体和发育的胚胎之间达成一种"双边协议"。如果没有限制，胚胎就会一直生长，占据和过度占据。它不仅占据它需要的，还占据一切它能占据的。

如果一位女性有胎盘粘连、植入或穿透，她会在胎盘尝试剥离时出血，迅速、大量地出血。在这些情况下，通常必须切除子宫，并经常同时伴随大量失血和等量的大量输血。如果分娩前就知道是侵入性胎盘，我们会建议在孕晚期提前分娩：在女性开始宫缩或出血之前，进行有计划的、安全的择期分娩。即便如此，就在 2002 年，侵入性胎盘导致的孕产妇死亡率还

115

高达 5%—7%。[7] 当然，这是在最坏的情况下（参见第十章）。但即便在最好的情况下，一位做过大手术的女性，也会经历大出血、接受大量输血、失去继续怀孕的能力，最终生下一个早产儿，住进重症监护室。

因此，在过去几十年中，随着剖宫产率的上升，胎盘植入性疾病的发生率也紧跟着上升了。1970 年，侵入性胎盘的比例大约是 1/4 000；1980—2002 年，这个比例大概是 1/2 500。最新的数据显示这一风险为 1/533，在一代人的时间里几乎增长了 10 倍。[8]

目前，关于剖宫产后阴道试产的指南要求对阴道试产和重复剖宫产的风险与好处进行深入的讨论。这个讨论不仅要包括对这次怀孕的影响，还要包括对这位女性未来可能想要的所有怀孕的影响。这些指南告诉医生要给之前做过一次剖宫产的女性提供选择：继续重复剖宫产或阴道试产。

…

尽管从技术上说有这些选择，但其实很多女性即便想选，也无法真的选择剖宫产后阴道试产。为了安全地进行剖宫产后阴道试产，那些提倡患者在充分知情的情况下进行选择的美国妇产科医师学会指南，又在 1998—1999 年建议医院能"立即"（通常理解为在 30 分钟以内）进行紧急剖宫产。[9] 做到这一点需要一系列非常昂贵的投入和大量训练有素的人员，包括全天候（也就是一周 7 天，每天 24 小时）院内及其周边的麻醉覆盖，产科也一直要有主治医生待命。这些是美国妇产科医师学会的建议，不过，研究显示，很多小医院根本无法维持这种水平的资源使用；还有评论指出，其他重要程度类似的分娩风险（比如脐带脱垂）通常就会被容忍。[10] 服务面积大而人口少的地区的乡村医院往往无法获得这种覆盖率，这就意味着他们通常不会允许在他们的医院里实行剖宫产后阴道试产。对全国大部分地区的女性来说，这意味着她们所在地区的医院不会提供剖宫产后阴道试产，而且在六小时车程内通常没有其他选择。[11] 他们最终还是会再次进行剖宫产，因为理论上的选择如果无法得到实际资源的支撑，也不过只是想象。

1998—1999 年美国妇产科医师学会关于剖宫产后阴道试产的指南发布后，剖宫产后阴道试产的比例几乎立即暴跌。几年后，这一比例从约 25% 降至不足 10%。[12] 减少的剖宫产后阴道试产大部分在农村地区。在一项研究中，缅因州农村地区的剖宫产后阴道试产率下降了一半多，从 1998 年的 30% 降至 2001 年的不足 13%，最常见的原因就是医院无法满足美国妇产科医师学会关于剖宫产后阴道分娩的规定。[13] 最近，可能是由于这一急剧变化以及随之而来的侵入性胎盘病例的增加，以及对它们发病率的统计，美国妇产科医师学会的指南已经使用了更微妙的语言，试图减轻这些医院的负担。[14]

尽管出现了这些变化，但很多农村地区剖宫产后阴道试产无法实现仍是个问题。我和艾奥瓦州的母婴医学专家安德莉亚·格雷纳聊过。她说："我们这儿有女性开车三四个小时来做剖宫产后阴道试产。这在艾奥瓦州的冬天非常困难。"她指出，在乡村医院，"由家庭医生接生，由普外科医生（而不是妇产科医生）来做剖宫产手术，而且他们也不可能做到全天候待命"。这让一些女性意识到她们必须在临产的时候搬到大城市才能做剖宫产后阴道试产；还有人在家或者在长途开车时分娩，没得到监护。还有一些人选择彻底离开医疗系统，在家分娩，这与美国妇产科医师学会关于在家进行剖宫产后阴道试产的建议背道而驰，格雷纳博士也见过这些病例身上的可怕并发症（参见第九章）。

对剖宫产后阴道试产的管理为什么这么严格？为什么医院会紧张到彻底停止这项服务？因为在 99% 的情况下一切顺利，或者出现的都是寻常的问题。大部分情况下，胎儿都能通过阴道出生；有时需要再次剖宫产，但在 99% 的情况下，不会发生什么可怕的事情。

但在 1% 左右的情况下，确实会发生一个可怕的事件。这个事件被称为子宫破裂。这发生在子宫瘢痕破裂的时候，瘢痕区的肌肉比周围没有瘢痕的区域要薄弱。子宫破裂时会出血，这对孕妇来讲可能非常危险。如果运气不好，这对胎儿来讲甚至更加危险：如果破裂发生在子宫胎盘着床部位或附近，胎儿就会出血，而且与它时刻都需要的母体氧供的功能性连接也会减少。

在大多数研究中，子宫破裂的概率大约是 1%。而 1% 毕竟不等于不会发生。

...

　　简·卢卡斯晚上 9 点来分诊处检查宫缩情况。她的第一个孩子是臀位，临产前就做了剖宫产，所以这对她来说是一次全新的经历。她年轻又开朗，很兴奋这个孩子能和她三岁的孩子做伴。关于剖宫产后阴道试产，她已经咨询过好几次了，她比我还了解那些数字。简想要一个大家庭，所以避免再次剖宫产对她来说是优选项：她想要至少五个孩子。也许更多！组成一个篮球队？一个足球队？也许是一个橄榄球队。我告诉她，我就来自一个大家庭，但我们中只有大约一半有点运动细胞；我们开玩笑说每个队都需要一个经纪人。聊着天，我们让简在所有表格上签了名，其中也包括必要时行紧急剖宫产的知情同意书。

　　简的宫口开了 4 厘米，孩子位置偏低，胎儿头部刚刚入盆，还在 0 位[1]上。她疼得不是很厉害，但宫口比那天早些时候在门诊检查时又开了很多。考虑到她要尝试剖宫产后阴道试产，我们觉得最好把她收入院。我跟她说不是一定要打硬膜外麻醉，但在这些情况下我愿意尽早给她打麻醉，除了控制疼痛，它还有一个附带的好处：如果剖宫产后阴道试产不顺利的话，她不用睡过去，我们的团队就能安全给她做手术。简欣然

---

[1] 以胎头颅骨最低点与坐骨棘平面的关系表示胎头高低。胎头颅骨与坐骨棘平面持平时为 0，在坐骨棘平面以上 1 厘米时为–1，在坐骨棘平面以下 1 厘米时为 +1，以此类推。

生育笔记：产科医生的真实故事集

同意："反正我从来都不是疼痛的超级粉丝。"

大概凌晨 1 点，她打上硬膜外麻醉，躺在了床上。我给她检查了一下，宫口现在开了 6 厘米。她的产程进展很顺利，我稍微放松了点。研究表明这可能是剖宫产后阴道分娩的最佳情况：自然的自发分娩子宫破裂的风险最低，成功阴道分娩的可能性最高。

但在凌晨 4 点时，显示屏上看着有点不太对劲。住院医师给我打电话，我跑下楼去。就在一分钟前，孩子的心率开始变快，快得蹊跷。简发热了吗？她脱水了吗？我走进房间，我进去的时候，听见孩子的心率从太快变成了太慢，扑通扑通扑通一直降，从 180 一路降到了 60。这很让人揪心，胎儿在心率 60 的情况下活不了多久。

我们迅速进行常规操作：把病人转为侧卧，让孩子获得更多母血供应，给产妇戴上氧气面罩，连接静脉输液管给她补液。心率还是 60，这么慢的心率已经持续两分钟了。我迅速检查了一下宫口。现在是 4 厘米：之前不是已经开到 6 厘米了吗？而且胎儿的头部漂浮着，在骨盆里位置很高，甚至都不在骨盆里。这不对，完全不对。她的分娩倒退了。该死！

那一刻我意识到，分娩之所以出现倒退，是因为之前的剖宫产留下的瘢痕已经在简肚子里裂开了。胎儿不再被子宫压住，因为它后面已经没有子宫了。她的子宫破裂了。

我大喊："立刻手术，子宫破裂！"我对简说："我们得走了。我很抱歉。我得带你去手术室，你得相信我。我认为你的子宫破裂了。"她很害怕，氧气面罩上方的眼睛睁得很大，但她点了点头。

　　胎儿这样能活多久？我要多久才能把这孩子完好无损地取出来？这取决于我眼下还无法了解的情况：胎盘还有多少连在正常的子宫壁上，胎儿失血多少，母亲失血多少。这取决于胎盘的位置，也取决于运气。我还有多少时间？答案是：越快越好！

　　人们正向我们这里赶来，但我们没等他们到就开始行动了。我们把她丈夫留在房间里。没时间了。我们推着床走的时候，护士长告诉我手术室已经准备好了；麻醉科住院医师一只手用注射器推药，另一只手推着床。我们敲开了手术室的门，我还听到技术员清点完器械时在说"8、9、10"。像往常那样，在人们试图帮忙的混乱中，我们把简弄到了手术床上。我们先搬身体，再搬腿。把简在手术台上放好以前，妇科住院总医师就已经开始给她的腹部消毒了。儿科团队冲了进来，迅速了解情况后开始在一旁做准备。住院总医师给简铺单的时候，我戴手套穿手术衣。麻醉药已经起效了，谢天谢地，我戴好手套之前，简的麻醉已经到位了。

　　麻醉师跟我说可以开始了，然后我就开始手术，从首次胎心异常到在皮肤上下刀不到 15 分钟。够快吗？切开皮肤、切开肌肉，看见一些瘢痕组织，没时间等了，我看见孩子了。那里没有本来该有的子宫，没有厚厚的子宫肌壁，只有漂在肚子里的胎儿，在血海里漂着。取出胎儿，无力，皮肤发蓝，放脐带夹，剪断脐带。我把她递给别人的时候，她是不是动了动？求你动一动吧。我把孩子交给了儿科医生。他们把孩子抱到角落里，开始做心肺复苏。我听到他们大喊着要更多的东西，我听他们喊出一些很低的数值，糟糕的数值。他们开始胸外按压了吗？

简正在出血，我们迅速把注意力转回到她身上。她醒着，一直都醒着。我听到麻醉团队跟她轻声低语。我大声说我们这里有出血："预估失血量（EBL）已达 1 升，控制不住。"我俯在病人身上大声喊，我看见简棕色的眼睛睁得很大。我在告诉麻醉师我们需要输血，因为我没法很快解决问题。我没时间跟简解释，但我的音调不够谨慎，我确信她会听出紧迫感。麻醉团队请求帮助，他们需要血液。

住院总医师和我拉着子宫。哪里是顶？哪里是底？我们能把哪些缝起来？我终于找到了参差不齐的边缘，但是把它的大部分都缝起来非常困难。瘢痕向各个方向破裂，形成一个星状的缺损口，累及子宫前壁的大部分区域。我们必须切除子宫吗？我知道简不想切除子宫，尤其是现在这个孩子的命运还未可知。我们都不想给她切除子宫。但出血止不住，对她而言已经到了很危险的程度。不知什么时候，麻醉师给简用了一些放松的药，因为当我再次俯下身的时候，她正在自主呼吸，但她的眼睛闭着，面部很放松。我们已经要了 2 单位血，不行，改成要 4 单位。

最后，我们设法找到了足够厚的组织边缘，把子宫拼了起来。出血变慢了，我们强化了用破损组织重建起来的子宫壁，一层又一层。

在这期间，婴儿被推到了我身后，这样简就能看见她了。孩子经过的时候我注意到她正在自主呼吸，不需要插管：这很好，很有希望。我接着缝。儿科医生给简说明了目前的情况，让她摸了摸孩子。简足够清醒，她把手伸进恒温箱里，拍了拍孩子的头。然后孩子就被送到楼下去了。我还在缝，过了一个多小时，输了 4 个多单位的血以后，我们的手术做完了。简的子宫还在，她的状况一直很稳定，我们把她推到麻醉后苏醒室以后，就去找她家人了。

第二天早上我回家之前，顺道去了简的病房。我发现那孩子今天就要从新生儿重症监护病房（NICU）转到普通的婴儿保育室了。看来我们够及时。

...

我跟我的朋友莎拉打电话的时候，没有讲这个故事。要想做到统计学上的公正，每讲一个让人不安的子宫破裂的故事，我就应该给她讲 99 个让人安心的剖宫产后阴道试产的故事。但她需要知道她的医生们担心什么，所以我问她知不知道可以试试剖宫产后阴道试产，她可以有这个选项。我确认了她知道什么是子宫破裂，概率有多大。我确实说了些类似"这不常发生，但不是绝对不会发生。一旦发生，它会非常可怕"的话。

莎拉想要平安，但她也不想接受手术。考虑到莎拉第一次分娩的经历，我能理解她想去森林里漫步的想法。我能理解再往前走一步，彻底拒绝西医所提供的一切这种想法。有时我自己也会落入这个陷阱。

…

贝弗利·休斯来到分诊处，核实她在门诊发现的高血压。她怀孕 37 周，是她的第一个孩子。这是很多年以前的事了，我还是个相对年轻的医生，下决心不能重蹈前辈们的覆辙。我想避免对分娩进行过度的医疗干预。只要能不管，我就不去管她们。

贝弗利看着还好，她的孩子看着也很好。她在门诊测的血压很高，确实如此。但她在我们这里血压还行，她的各种检查结果正常，也没有感觉不舒服。检查时，贝弗利的宫颈是闭合的，而且很硬，这样的女性可能得经历三天可怕的引产，最终还得剖宫产。我不想那样做，除非有充分的理由。

而在那一刻，我真的没有充分的理由。贝弗利达不到先兆子痫的标准。确实，有那么几次她的血压很高，但在我看来问题不大。测这几次血压的时候也没有像诊断标准里规定的那样间隔四个小时。她的尿里没有蛋白，检查也没有显示其他器官受累的迹象。因为妊娠高血压而给她引产是合理的，但那时的指南也允许妊娠高血压患者继续妊娠到接近 39 周，因此不做引产也是合理的。[15] 我不想让她经受三天的引产。我不想让她

123

在引产失败后，再为不想做的剖宫产冒更高的风险。我不想让她在三年后把我的名字当成"狗屎"的同义词。

我和贝弗利谈了谈，一起制订了计划。她可以回家用集尿器检查蛋白。当然，她可以两天后回来，把集尿器拿回来，再量量血压。她当然不能忽视头疼或胎动减少。

计划就是这样：她先回家。

两天后，我在去病房的路上又看到了她的名字。"贝弗利·休斯：子痫。"她因为头疼很早就来了分诊处，没做尿蛋白检测，不过医院不需要它了，因为她几乎立刻在分诊处癫痫大发作了。她直接从先兆子痫跳到了这种疾病的最严重形式——子痫，大脑也受到波及。

团队把她固定好，径直带去了手术室，因为即便癫痫过去之后，胎心监护也还是显示胎儿窘迫。最后，贝弗利做了紧急剖宫产，并用了镁剂。我看见她名字那天，她正在麻醉后苏醒室里。她的孩子在新生儿重症监护室。贝弗利被告知，孩子过渡到宫外生活可能会有些艰难，根据她没有呼吸的时间估计，癫痫发作不大可能给孩子造成永久性的伤害，但我们过一段时间才能确定。

我花了很长时间思考。假如我那天晚上在分诊处建议贝弗利入院引产呢？也许她已经生完了，根本不会生病。即使她还没有分娩，至少也会在医院里。她会用着防止癫痫发作的镁剂，会吸着氧，会跟我们在一起。

相反，我让她回家了，带着最大的善意让她出院了。本可以用来为阴道分娩做准备的两天，在她回来的时候已经耗光了。我把她送走了，当她回来的时候，她和孩子已经病得很重了。

我把她送走是因为我不想对她做什么处理，然而最后我不得不对她进行了所有那些处理。我试图避开这条道路，却让她沿着这条道路以每小时 100 英里的速度冲了下去，医疗团队只能在后面追她。

也许我本可以给她一点干预，从而避免后续的一大堆干预。

我没有做错什么。换个病人，我可能就是对的。在那之前和之后的很多次，我都是对的。我没有做错什么，但我还是为发生在她身上的事深感遗憾。除了说你不会再对这个人这么做，遗憾还能是什么呢？

…

今天我又和莎拉通了个电话，她把我逗笑了。我们聊了她真正想要什么，她并不真想要森林，那里太泥泞了。她甚至也不想在家生。她想要阴道分娩，这一胎她想这么生，同时也是因为她想摆脱整个手术分娩的过程。她想避免手术、瘢痕组织和侵入性胎盘。

但除此之外，莎拉还想有安全感；不仅如此，实际上她还想觉得她知道正在发生什么，觉得她说了算，觉得这是她的身体、她的分娩、她的孩子，而第一次生产过程不是这样。

莎拉很幸运：她住在东海岸的郊区，距离不止一个大型医疗中心都很近。她有选择的余地。

问题在于，我跟她说，成功的剖宫产后阴道试产需要很多条件。她渴盼的剖宫产后阴道试产需要一家正式支持剖宫产后阴道分娩的产科医院，这意味着他们有必需的资源，比如全天候的麻醉以及紧急剖宫产所需的全部资源。但这只是其中一部分：在医学背景上还要有支持剖宫产后阴道分娩的文化。拥有在后勤保障和文化上支持剖宫产后阴道分娩的安全网是一种能力。在剖宫产后阴道分娩方面做得最好的医院，通常也是那些在出现严重问题时具备让患者摆脱困境所需的一切条件的医院。

这么想感觉就像是报应，就像在婚礼上签婚前协议：你不想考虑糟糕的后果，你完全不想考虑剖宫产后阴道分娩过程中子宫破裂的可能性。让我们换种方式来考虑这种状况：如果你在荡高空秋千，有条安全绳意味着你可以放手，让自然的力量发挥作用，你可以飞得很高，也可以在想回地面的时候回到地面。

我跟莎拉说，我就是这个意思。这有点违反直觉，但是我看见它发生过好多次。尤其对剖宫产后阴道试产来说，你想避免最有侵害性的结果，那么一家有嘟嘟响的监视器和规范程序的大医院可能是干预最少的，因为如果出现问题，这些医院具备所有能照顾好你的人力和物力。正因为如此，那些大医院可以让人放心，它们能让事情以小医院做不到的方式进行。因为大医院一直在做剖宫产后阴道试产，它拥有的资源可以让你的身体运行更有序。

最后，我告诉莎拉如果她有耐心忍受真正高水平的医院及其环境，我认为他们可以照顾好她。如果她能接受环境中的一点干预，她就能避免很多干预。

一家大型学术型医院究竟能被改变多少？有影响力的大医院很难改变，因为它们的庞大性和不变性就是它们力量的一部分（参见第九章）。它们是大型的管理和资源机器；24 小时的会诊、各种规程、传呼机。莎拉问我有没有办法改变大医院的环境，以便更适合她和她的家人。她意识到她可能无法改变医院本身，但她能改变自己团队的成员。

莎拉和我开始讨论职业的分娩支持人员，通常被称为"导乐"（doula，即产妇陪护）。导乐的角色和生孩子本身一样古老，但现代意义上的导乐可以追溯到 20 世纪 90 年代前后。在剖宫产率指数增长的情况下，女性开始雇用其他女性陪她们生产，让她们在一个并不把产妇的最大利益当回事的医疗体系中支持她们。大家都知道现在的医务人员，也就是医院的医生和护士，通常没有做分娩支持的时间，没有接受过相关的培训，她们也不认为这些工作是自己的职责所在。因此，现代的导乐角色应运而生：她们作为专业人士提供分娩陪伴、情感支持、信息支持和身体舒适度评估。[16]

尽管已经在美国发展了几十年，但"导乐"这个头衔还是

第六章　剖宫产后阴道试产：要不要干预　　　　139

没有标准化：很多女性有完整的认证；有一些在接受培训的过程中；还有一些根本没打算寻求任何正式培训，她们是"外行导乐"。同样，我也和导乐打过一些交道，几乎都很棒，也有一两个打起交道来很费劲。大多数导乐都极其注重她们的支持工作。大多数情况下这都对患者有好处。极少数情况下，她们的工作会妨碍我要进行的医疗照护。但一些研究也表明，导乐可以减少剖宫产，并改善产妇和新生儿的很多指标。我曾与许多出色的导乐共事过，她们知道成功的分娩对不同人来说可能有不同的意义，她们可以帮病人对付剖宫产后阴道试产中并非完全低风险的情况。

当莎拉考虑像第一次生孩子时那样，回到忙碌的护士和高效的硬膜外麻醉师中间去时，她也在考虑分娩陪伴和支持，那个人可以在安全的情况下帮她在家分娩，还会帮她和她丈夫把他们的需求翻译给医疗团队。我同意，一个熟练的导乐可能会是你成功的秘诀，但你要确定她跟剖宫产后阴道试产的产妇打过交道，她知道你对成功的定义：并非不惜一切代价避免再次剖宫产。

…

莎拉最终打算去十英里以外的大医院生孩子，并计划让一个极其专注、有见识和务实的导乐在那里陪她。等她怀孕36周我再跟她聊天的时候，她听起来不错。

"你觉得怎么样？"我问。

"我觉得……我觉得这次我知道都发生什么了。"她说。

一个月后，莎拉给我发了一张刚出生的宝宝的照片，她有漂亮的光头和纤细蜷曲的手。这张照片附有一个欢快的标题，全都用了大写字母："看，我生的！"

那一刻，我不知道这个孩子是怎么生下来的，但我能感受到那种喜悦。那就是莎拉真正想要的，也是我们都应得的。

第七章
死胎：谈生之时亦谈死

意料之外的死胎诊断最常出现在分诊处，在大多数医院，这个小小的急诊室都挨着他们的产房。女性进来时会有很多主诉，比如奇怪的黏液、短暂的头晕、少量的出血、宫缩。这些主诉有的不是很让人担心，有些人可能会遭到分诊护士的白眼，因为她们说的那些根本就不叫问题，更别说是紧急情况了。

不管病人因为什么来到分诊处，分诊护士都会按紧急情况对她进行分类。分诊护士问的第一个问题是："最后一次感觉到孩子动是什么时候？"很多女性都不记得。不是今天。可能是昨天？可能是前天？

这时分诊护士会离开电脑。不管病人最开始是为什么来的，护士现在都认为有紧急情况。她抓起多普勒胎心监护仪，放在病人的肚子上。她没有马上听到心跳，所以她开始四处移动监护仪。然后也许护士确实听到了些动静：怦、怦、怦。这太慢了，应该是母亲的心跳。这时候，她开始担心了。病人感受到这种担心了吗？护士开始让病人朝一侧翻身，同时请医生带着超声仪过来："我需要帮忙找胎心"。有时候，在让病人翻个身并给监护仪换个位置以后，分诊护士会听到心跳：怦、怦，怦、怦，很快，每分钟 130 多次，跟母亲的心跳完全不同，这样我们就知道找到了胎心。

但有时候，即使让病人翻了身且移动了监护仪，护士也还是找不到胎心。护士让病人赶快到分诊床上去。赶快，现在她说话时带着我们在那种难办、迷惑性的紧急情况下会感受到的紧迫感。很可能没有什么可着急的。这要么是个错误，是技术问题导致我们听不到心跳，但一切都好；要么它不是错误，是真的，那就已经太晚了。

但护士不会慢悠悠地平静行事，因为我们不确定胎儿是否还活着的每一刻都是无法接受的。"一切都好"与"什么都好不了了"之间的紧张必须得到解决。我们不可能在那个悬而未决的地方待太久。潜伏在紧迫感后面的疑问是：假如现在还不太迟呢？

护士陪病人走到最近的空床那里。病人现在觉出担心了，她听出了紧迫感。在等实习生把大超声仪推来和开机的时候，护士想试着再听一次。

开了机，实习生就拿着超声探头站在那里。她已经做了三个月的分诊工作，她是大多数患者的第二站，就在分诊护士之后。在一些事情上她已经进步了很多，但她知道自己还是个新手。实习生也感到了那种担忧，从护士的语调和迅速动作中传导而来的担忧。也许这是这位新手医生第一次遇到这种情况。她害

131

怕她要看到和看不到的东西。她最怕不知道自己看到了什么。

实习生把超声探头放在患者腹部。有时候她能找到胎心，跳得很快。就在那里。孩子脊柱朝前，再加上前壁胎盘和母亲肥胖，心跳很难找。就这么回事。就在那里。这时实习生、护士还有病人都长出一口气，闲谈几句，聊聊她们心照不宣的如释重负。

但有时候实习生把超声探头放上去以后还是找不到心跳。她尽量不慌；她回忆着自己学过的内容，试着找到胎儿的头，然后是脊柱，然后沿着脊柱到肋骨。这里是胎儿的胃，心跳应该就在这里。确实应该在这里。她看了一遍又一遍。只有当她意识到自己在多么努力地寻找那些总是非常明显的东西时，她才意识到那里再也没有她要找的东西了。

在很多医院，死胎的诊断要由主治医生做出：不是住院医师，不是护士。这一次，实习生跑来找我的时候我正在产科聊天。她需要我，**现在**就需要我。还是那种紧迫性，这不是临床的紧迫性，太晚了，几小时以前就已经太晚了。这是真相的紧迫性，是终结患者此刻正在忍受的不确定性的紧迫性，是开始悲伤的紧迫性。

实习生对我一股脑地倒出这个故事，她最后的想法是，也许只是她错了？也许就是她超声做得不行？她非常希望是自己错了，如果是那样就还有挽救的余地，如果我们能让这不是真的，她宁可是自己错了。

我不觉得实习生错了。我觉得她知道自己看到了什么。尽管我知道一切都太晚了，我还是感受到了同样的紧迫性。我走得很快，被恐惧驱使着，小跑起来。

我拉开分诊处的帘子，做了自我介绍。我坐在病人旁边，把探头放在她的肚子上。我看了一圈，尽管其实不到十秒钟我就看到了我要找的东西。我很彻底地检查了一遍，尽管我已经知道发生了什么。由于我没有采取行动，护士和实习生也知道了。现在病人也知道了：出大事儿了。

我深吸了一口气，然后说："我有非常糟糕的消息告诉你。没有心跳了，孩子不在了。孩子死了。"我尽量说清楚。我试图传达事情的不可逆性。应该说清楚，我至少能做到这一点。

通常在我还在说话的时候，恸哭就开始了，我的话后面会跟随着很大的哭声。有时候是抽泣，有时候是尖叫。有时候病人会冲我尖叫，有时候病人的父亲、丈夫或母亲会冲我或护士或老天尖叫。有时候他们恳求我、超声仪、老天，能让事情不同。找找心跳，他们有时候会说。把孩子叫醒。再试试。

如果他们问，我会让他们看超声，胸部静止的黑色苜蓿叶形状取代了不停跳动的心脏。我重复之前说的话，孩子死了，以不同的方式一遍又一遍地说。如果他们需要，我会离开再回来，再说一遍。

最终，他们会问更多的问题：为什么？怎么死的？接下来会怎样？这种时候我唯一能回答的问题通常是最后一个。我跟他们说，我们建议住院检查，试着搞清楚发生了什么，也确保病人本身没有危险。而且不管怎样，我们还是得把孩子弄出来。如果他们同意的话，我们建议尽快引产。最后，他们接受了去产科，静脉输液，抽血化验。他们会在人生中最糟的一天剩余的时间里去到 3 号产房。

…

像任何死亡一样，死胎是无数种可能出错的可能性的最终结局。一些死胎是早就预知了的，比如早期超声检查中发现了大脑或心脏异常。有时我们已经有了胎儿的染色体检查结果，我们看到了毁灭性的基因丢失或增加，我们已经非常清楚接下来会发生什么了。这些死胎在我们诊断的妊娠丢失中占很大比例。但还是有一些在意料之外，孕妇正常妊娠，一直没有并发症，直到有一天情况变了；胎儿很完美——曾经很完美——但它就是死了。

从医学术语上说，死胎被称为胎死宫内（Intrauterine Fetal Demise，简称 IUFD）。我们通常这样描述孕晚期的妊娠丢失，它通常发生在怀孕 20 周以后。死胎不是早产，也不是因为妊娠出问题导致孩子在出生之后死去。相反，有时候不知道为什么，胎心就停止了跳动。这种情况每 170 —200 次分娩就会出现一次，[1] 也就是说，它不会发生在你认识的每个人身上，但它可能发生在你认识的某个人或你认识的人认识的某个人身上。我已经诊断和接生了不计其数的死胎。真的是太多了。

不管死胎的原因是什么，做出诊断和告知患者都只是开始。医务人员很早就在他们的工作中学到了一件事：患者人生中最糟的一天总是有可能变得更糟。

孩子死了，为什么呢？也许病人有宫内感染，感染导致胎儿死亡，病人自己也正在感染。也许胎盘开始分离，胎盘早剥，胎盘和它所附着的子宫壁之间出血。一旦胎盘分离得太多，胎儿会死于缺氧。但如果出血持续，病人自己也会非常危险。又或许病人患有未得到控制的严重先兆子痫，死胎只是她体内开始出现血压升高、癫痫和中风的先兆。或许这些都不是，就是运气太差，或者胎盘不好，没有别的。但在弄清这究竟是结局还是预警以前，我们也不知道。有时还有更可怕的事会发生。有时，这不是病人人生中最糟的一天的结束，而只是开始。

现在要安排的事并不简单。我们还要把孩子弄出来。我们需要引导一位可能病情很重的女性安全度过产程和分娩。需要避免的并发症包括出血、感染，以及意味着从此再也无法怀孕的子宫切除。

让女性经历这些很残暴。有人问过我能不能让病人睡过去再进行剖宫产，醒来的时候一切都过去了。答案是可行但不明智，那不是最安全的出路。对孕妇来说，全麻睡过去是最危险的事情之一。大手术就是大手术，有风险，其中就包括影响未来生育的风险（参见第六章）。通常要做的就是分娩。我们可以通过药物或硬膜外麻醉让她无痛或记忆模糊，但我们不能在没必要的时候这么做。

在死胎和随后的分娩中，我觉得自己就像头戴兜帽的冥

135

河摆渡者喀戎（Charon）。需要有人引导这位女性穿越那已经死亡的出生，她需要在另一侧安全靠岸。医疗团队需要引导患者渡过那条河，穿越死亡，重获新生。但我们戴着兜帽，是匿名的、隐形的。病人通常不想知道还有什么出了问题，还可能出什么问题，她无法应对。她并不真想认识我，或者知道我是谁，或者知道我在这里。我们帮病人渡过那条黑暗之河的时候，她看不到船夫，看不到水中的危险；还不是让她认可我们付出的努力的时候。

我们缓慢、小心地渡过河流，把她安全地放在对岸。她永远不会感激这次旅行，这仍然是她人生中最糟的一天。但她人生中这最糟的一天，是喀戎能给她的唯一礼物，有时它需要我们为之付出一切。

大多数情况下，发生了死胎的女性都会被收进 3 号产房。门上有一个标志，这样所有的工作人员就都会知道这房间里发生了不幸。我们不会聊着天大摇大摆地走来走去，也不会给病人戴胎心监护。病人会用一些催产素，然后打硬膜外麻醉。她在生孩子的时候是醒着的，因为这是最安全的方式。她必须得用力，不过通常不会太久，因为这些死婴经常孕期很早或个头很小。分娩后，那个安静的房间里没有哭声，我们会把孩子包起来，就像对待一个活着的婴儿那样。我们在这个孩子头上戴上条纹帽。我们会做一个小巧的包裹，有时从房间另一边看起来，就像这是一个活着的婴儿。

孩子生出来以后，病人不一定要看孩子，但她可以看。研

生育笔记：产科医生的真实故事集

究显示，没有亲口说再见的病人有时会事后后悔，有时她们会为自己没有抓住这个机会而生气。[2]工作人员给孩子拍照，这工作既可怕又重要。我们会给她做一个纪念盒。有些病人永远不会打开它，有些病人会将它视为最宝贵的东西。有时，我们问她分娩前要不要做羊膜腔穿刺，这样我们可以获取未被分娩过程污染的细胞，以期得到诊断。更困难、更可怕的是，我们会问她想不想对婴儿的尸体进行尸检。通常，这能让我们最大限度地弄清楚发生了什么，为什么会发生，并在将来怀孕的时候进行相应的预防。根据我的经验，几乎没有人会同意尸检。

我们还得讨论很多事：她想送基因检测吗？她想埋掉婴儿的尸体吗？要办葬礼吗？是火葬，还是把这具小小的尸体留给医院停尸房处理？所有这些细节都需要讨论，还有表格要填，要签名，要盖章。

做完这些之后，病人通常会被转到妇科的单人间，远离健康宝宝所在的产后单元。一两天以后，她出院回家，通常会预约心理治疗或者悲伤互助小组。

这就是一切顺利，喀戎成功渡过那条河时通常会发生的事。但有时候我们的病人已经被孩子拖进了水中，淹没在了死亡之河里，有时候是一半没入水中，有时候是完全没入。

…

那是一个周五的下午2点。瓦莱丽·普拉瓦上午10点就来了，15分钟之前她开始肚子疼。她打了911，被尽快送到了我们医院。这是她第一次怀孕,现在 40 周零几天,瓦莱丽疼得直哼哼,疼痛不像宫缩那样时断时续,而是一直持续。瓦莱丽是自己来的。

当我们把超声探头放在瓦莱丽肚子上时,立刻就发现胎儿没有心跳了。我们还看到胎盘后面有一个巨大的血肿,把胎盘推掉了。瓦莱丽得了隐性胎盘早剥。她的血肿太大,胎盘已经不附在子宫壁上了。没有了胎盘,胎儿就没有了氧气,很快就会死去。剥离是隐匿性的,那个巨大的血肿在她的子宫里面,所以瓦莱丽没有任何外出血。当她的子宫被撑大并对里面的血肿有所反应时,瓦莱丽只是感到剧痛。

我们告诉瓦莱丽孩子死了,但我们动作已经很快了。瓦莱丽已经开始显出失血的迹象。她心跳很快,血压有点低。这就是患者的身体开始难以代偿血容量不足时的表现,是她快要心脏停搏的表现。瓦莱丽疼哭了,她哭也是因为伤心和害怕。她一边哭一边要止疼药。我们开始静脉用药。我们给她用了点吗啡。我们把她的血送去化验,派了一个医生去楼下实验室,跟他们说我们马上要结果。

化验结果显示瓦莱丽的血红蛋白低,凝血测试显示她已经快无法正常凝血了:她体内有太多的凝血因子都被用来终止子宫里的出血了。没有凝血因子,子宫出血只会更严重。

医疗小组开始给瓦莱丽输血和含有凝血因子的血制品。瓦莱丽需要尽快分娩,她的子宫在排空以前是不会停止出血的。医疗小组在护士站挤作一团:产科、母婴医学、麻醉、护理。

他们可以送她去手术室，这是最快的分娩方式。他们可以做剖宫产。但把情况不稳定的病人送进手术室往往是个坏主意，给她已经非常紧张的身体增加压力可能会让她崩溃。

他们该尝试让她阴道分娩吗？通常胎盘早剥的病人分娩起来都很快，血液通常会刺激子宫引起宫缩。医疗小组决定给她大量输血，并开始用催产素。如果两个小时之后她还没开始分娩，就去手术室。

催产素用上了，血也输上了。瓦莱丽的宫口之前是闭合的，后来开了一厘米。宫口一开，她的阴道就开始出血。但还不止这些，她腹部继续隆起，子宫里面的血越来越多。两个小时还没到，医疗小组就快跟不上她的失血速度了。他们在和时间赛跑。团队决定进手术室。

瓦莱丽在手术室里的情况不够稳定，没法做硬膜外麻醉。对大多数孕妇来说，全麻不是最安全的选择，但对瓦莱丽来说，我们也没有更安全的选择了。瓦莱丽全程都睡着，喉咙里插着一根管子。医疗小组把她放到手术台上，开始快速做剖宫产。手术室里紧张又安静，没有儿科医生或家人，只有两位产科医生在低声交流，还有麻醉师在不断更新瓦莱丽的生命体征指标。

切开皮肤一分钟后，子宫就被打开了。医生取出三升血块和血液、一个胎儿和一个胎盘。子宫呈奇怪的紫红色，不是通常牛肉的那种红色，可能是因为有太多的血液被逼进子宫肌层了。子宫肌层也无法正常工作，非常松软。即便排空以后，子宫也还是不收缩，所以瓦莱丽还在继续出血。她在出血，医生加快了输血速度。所有能给子宫加压的药都用上了，用了两遍。情况有所好转，但还不够。

子宫排空之后 10 分钟，15 分钟。外科手段也开始一起用上了：一个大球囊被放进了子宫，从内部施加压力。但瓦莱丽还是在出血。

手术团队明白，试图继续挽救瓦莱丽的子宫可能是徒劳的，更糟的是，这可能会耗费掉挽救她生命的时间。他们决定最后一搏，试试 B-Lynch 加压缝合。如果那还不起作用，他们就要切除子宫了。瓦莱丽还在出血。

医疗小组没有讨论如果瓦莱丽醒过来发现孩子和子宫都没了，对她会意味着什么。此刻，他们只是努力让她还能醒过来。

140　医疗小组要了子宫切除器械盘，里面有切除出血子宫需要的全部器械。他们要了大号的子宫切除牵引器，以便切除子宫时能更好地看清骨盆深部的区域。在准备这些的同时，团队也迅速做了 B-Lynch 缝合，在子宫底部缝了一圈，像腰带一样，然后在这个巨大的发蓝的子宫上部又缝了两道。B-Lynch 缝合将子宫从各个方向压到了宫内球囊的周围。

出血变慢了。够不够慢？这是半小时里的第一次，大家停了下来。他们在观察。他们又观察了一阵子。几分钟以后，外科团队一致同意就目前而言，出血足够慢了，情况够好了。现在不需要切除子宫了。医疗团队迅速给瓦莱丽关腹，还留下一根引流管，以便排空可能聚积的更多出血。到目前为止，瓦莱丽已输了大约 10 单位的血，足够把她自己的血换两遍以上了。

瓦莱丽被送进了重症监护室。在接下来的 48 小时里，我们让她一直睡着，不断更换更多的血制品，调整药物，以应对她身体遭受过的巨大休克。产科团队每小时去看她一次，然后两小时一次：她的阴道出血先是中度，然后是轻度。腹腔引流管里先是血性液体，然后变成了水样液体，最后，什么都引流不出来了。

一天以后，我们分阶段让子宫里的球囊瘪了下来，每次放出 100 毫升液体，让子宫收缩到球囊周围。最终，它被移除了。瓦莱丽的出血还是很少。

瓦莱丽发热了。她的白细胞数量不正常，高得让人不敢相信，要么是因为身体经受的冲击，要么是因为严重的感染。她被送到 CT 室，然后又被送过来；没看到严重的感染。我们把她的抗生素从三种加到了四种。

当天晚上，瓦莱丽的心率开始恢复正常。她又输了两三个单位的血，她的血细胞计数头一回升到了应有的水平。我们追上了。

术后两天，重症监护室的团队把瓦莱丽叫醒了。他们拿掉了她的呼吸管。瓦莱丽呼吸顺畅，神志清醒，可以说话，不过因为声带之间的管子放了 48 小时，她的声音有点沙哑。瓦莱丽记得两天前那个下午的几乎每一件事，对她来说，那既像是五分钟以前，又像是很久很久以前。瓦莱丽记得那时的疼痛，也记得孩子死了。人们告诉她在那之后发生了什么：她也差点死了不止一次。人们告诉她子宫还在，我们费了很大力气挽救了它。她嘶哑地说，她表示理解。她顿了顿，说她改天会对医疗团队表示感激；她只是没法感到高兴，至少现在不行。

...

诊断死胎的时候，有两个问题我们几乎永远答不上来：为什么？怎么会？实际我们想问的是，这死胎本来可以预防吗？

有时答案是否定的。有时胎儿有问题，比如多一条 18 号染色体，构成重要基因的碱基对有一系列小的缺失，或一系列复杂的心脏畸形。这种妊娠永远没办法挽救。

但很多时候，答案是有可能。

多年来，医学界一直在尝试弄明白死胎是怎么发生的，为什么会发生。母亲有一长串增加死胎风险的因素，包括体重、吸烟、高龄产妇、多胎妊娠，以及高血压和糖尿病等并发症，还有最可怕的一点，种族（关于这一点真实性和原因的更详细讨论，参见第十章）。

许多死胎跟胎儿几乎没有关系。这些妊娠中的胎儿发育得非常完美。这种妊娠的问题出在滋养胎儿的母胎血供结合体上，我们称之为子宫胎盘单位。对出生之前的生命来说，子宫胎盘单位是胎儿获取食物、水，以及至关重要的氧气的唯一来源。如果血液没有进入子宫，或者没有从子宫进入胎盘，那么胎儿就得不到生存所需的东西。

任何影响母亲全身血供的因素都能影响子宫胎盘单位。像长期高血压、糖尿病这样的疾病，会意味着与胎盘相接的母体血管覆盖不够广泛。

有时是胎盘本身的功能不好，也许是因为胎盘存在胎儿没有的基因问题，也许是因为胎盘是计划性报废中最先受累的部分：人类制造了这个神奇的小器官，但我们只能让它的功能维持 40 周左右。在大约 42 周之后，胎盘就开始钙化，血管变硬，整个胎盘的功能就不好了。[3]

了解子宫胎盘单位很重要，因为如果子宫胎盘单位是问题所在，那么现代医学有一个解决方案：分娩。如果我们知道这个胎儿有麻烦，我们可以让其出生，胎盘立刻就变得毫无意义了。婴儿可能因为出生太早有问题，但分娩意味着婴儿不再需要胎盘，不再依赖子宫。母胎医学中最棘手的问题之一，就是判断早产带来的无数风险什么时候会超过妊娠期子宫胎盘功能不全这个大风险。

这些都意味着，由子宫胎盘功能不全导致的死胎，在我们看来很多都是可以预防的。如果我们提前知道，如果我们早点接生，孩子本来可以活下来。从情感上来讲，一场可以阻止的悲剧比一场无法阻止的悲剧会让人觉得更悲惨。对于那些以阻止这些事情发生为己任的医生来说，这感觉就像是终极的失职。我们接受培训那么多年，照顾病人几个月，就是为了避免这种事情发生。这种恐惧和愧疚并非针对某个特定的病人。当我照护一个胎死宫内、孕期不由我照看的病人时，或者几年前有过死胎的病人时，我都是这种感觉。身为一种职业、一门学科的一员，我们辜负了她。

照顾胎死宫内的患者的医生也在以这样的方式经历悲剧和信仰的丧失。这是从一个不同的角度来看的：我们是从外部来看，其程度轻得多，我们都知道这一点。这不是我的孩子，也不是我的身体。归根结底，这不是我的人生。尽管如此，这依然是一种我们感同身受的悲伤。

对医务人员来说，这种悲伤我们不是只感受一次，而是一次又一次。这是一种奇怪又反复的悲伤。我们接生出一个无声的孩子，我们打好一个小巧的、没有生命的包裹。一次又一次，有时一个月一次，有时六个月一次，我们来上班，头上戴上兜帽，准备带某个新人渡过冥河。随着时间的推移，手持船桨抵达河边会变得越来越难。

…

144　　今天不一样了。

今天，就像我在周末奢华的早晨 8 点，在去医院之前经常做的那样，我穿着睡衣喝着热可可坐下，登录电脑看看谁在产房，看看我会有什么样的一天。但今天，我看到 1 号房间有一位女性，克拉拉·吉蒙迪。她因为 32 周胎死宫内住在那里，是值夜班的霍华德医生把她收进来的。

克拉拉离预产期还有两个月。她按照常规来做产检，没说哪里不舒服，监护仪上的胎儿没有声音，心脏是静止的，超声上有个一动不动的三叶草形状。她现在在那里做引产。没有先兆子痫，没有出血，现在看来没有明显的原因。

我坐在家里喝着热可可，靠在椅子上一动不动，瘫在那里实在不想上班。并不是说照顾这些女性很难：确实很难，但我很骄傲自己确实擅长这件事。这不仅仅是因为我很善良或者很有耐心，虽然这些技能也很重要。更重要的是，我知道我在那个房间里并不很重要；我在这场大悲剧中扮演了一个小角色。我知道如何在工作中保证患者的安全，随时待命，但又退到幕后。我为此感到骄傲，因为做到这一点既可怕又困难。

但今天对我来说不一样，因为我怀第一胎 11 周了。工作一直很不容易——不孕、紧急手术、并发症，然而让我一直很吃惊的是，到目前为止，我还没有流产、失血而亡或以某种方式把这事儿搞砸。一有机会，我就用超声检查我的肚子，看到活着的胎儿那闪烁的小心脏时，我总是很吃惊。

在清晨的微光中刷牙时，我为自己极其想远离这个女人的房间这一点而心烦意乱。就我自己怀孕而言，我一直在担心流产、早产、先兆子痫、生出不能存活的婴儿，还有基因问题，所有这些都是妇产科医生有特权看到也注定不得不看的东西。而且那种担心到现在为止一直是保护性的，因为到目前为止我还好。

但我忘了担心 32 周的时候胎儿会死在我体内，所以克拉拉的诊断像一记重拳让我跌入谷底。我知道胎死宫内不会传染，我知道这一点。但我还是迫切想远离她的房间。我不想被迫看着她的眼睛，我不想像通常那样分担她的痛苦。我只想要快乐的怀孕和健康的宝宝，我不想看到另一面。

当我穿上刷手衣，把呼机别在腰带上，把证件扣在衣领上的时候，我努力让自己忘了这一面。我告诉自己，你现在不够理性，也不公平。她配得上更好的对待，她配得上你必须给她的一切。我告诉自己，这很容易，因为没人知道你怀孕了。我想方设法让自己朝她走去，从自私回到同情。

我终于走进产科大门的时候，在护士站看到了霍华德医生。"她连夜就生了，生得很快，完全没有并发症，这是凌晨4点的事儿。我觉得你不用去看她。她现在就要去妇科病房了。她想明天回家，我在完成她的文书工作。"

"哦，"我说，"好吧，很好，我觉得。需要我做什么吗？"

霍华德医生说不用，都做完了，然后就回家睡觉了，可能还会喝两杯啤酒。

半小时以后有护士来找我。还有最后一张表格要填。霍华德医生肯定是把它落在房间里了。它需要医生签字。这是有关遗体处置方式的表格，由家庭来决定他们想不想给婴儿的尸体举办葬礼或者宗教仪式，或者他们想不想让医院代为处置。

这是一项重大的决定，也是家人们经常会后悔的决定。在分娩的时候，他们经常就签字移交了尸体。他们只想了结，两手空空就出院了。但不久以后，他们可能会暴怒，因为自己两手空空而伤心欲绝。不久以后，他们可能会后悔没有举办纪念仪式，没有可以去探视的墓地。

护士告诉我克拉拉已经决定了。社工已经与患者和她丈夫一起待了很久。他们只是需要一位医生见证这份文件。

"好吧。"我说。我犹豫了，我宁可不去。但我站了起来，进了 1 号房间。我打了个招呼之后说："我很遗憾宝宝没了。"克拉拉穿的是运动裤和厚条纹毛衣，而不是医院的长袍，她的双手蜷缩在袖子里。她扎着蓬松的马尾辫。她丈夫坐在旁边，双手轻轻放在膝盖上，脸色苍白。克拉拉面前是那张表格。

我说："关于这张表，你有什么问题吗？"克拉拉说没有。她已经选了 A，医院会处理她宝宝的遗体。

我本来可以问她确不确定。

我本来可以说：有人后来后悔了。

我本来可以说：如果你改了主意就给我们打电话。

但我没说。我说："我白天和晚上都在这里。需要帮忙的话，跟我们说。" 147

她把纸递回来的时候抬头看了看我。她的手没碰到我的手。"没什么事儿。"她说。我点了点头。

她和她丈夫很平静，穿着整齐地并排坐在床上，谁也没碰着谁。看到他们的人都不会想到他们昨晚经历了什么，今天和明天会经历什么，余生又会经历什么。我向门口走去，出去了。

门在我身后关上以后，我把手放在了肚子上。我感到肮脏、不值和悲伤。去洗手间的时候，我惊讶地发现我没流血。今天，我不会用超声听胎心了；我已经够幸运的了。

　　每次死胎发生的时候，产科医务人员体验到的这种悲伤都是次要的，但也是个体化的。我们从来都不是这种悲剧的核心，但每个医生在每位患者那里的体验都不同。不过其效果也是集体性的，它意味着作为一个学科，现代产科学经常以避免死胎为指引，本能地让这种悲剧远离我们的病人，或许也远离我们自己。这就是死胎的力量。它的力量非常强，即便只是提起它都会让人经历创伤。我们见病人的时候，很少会公开提及这种可能性；我们不会详细解释我们为什么会推荐某种行为方式，也不会确切解释我们在担心什么。

　　因此，死胎已经成了我们许多最专业、措辞最冰冷的规范背后难以言说的阴影。一旦你知道了这个，你就会看到几乎每一次怀孕都会如何被对死胎的恐惧触动，看到我们提供的产科护理有多少是在秘密、无声、持续地阻止这个问题出现。

148

　　例如，死胎的风险在很大程度上解释了为什么要进行过期胎儿监护。我们建议病人孕 40 周以后来做胎儿监护，因为那时死胎的风险会升高一些。41—42 周以后的患者建议引产，因为那之后死胎的风险会大大升高。[4] 因为死胎的风险，患有糖尿病或高血压的孕妇（她们子宫胎盘单位出问题的风险更高）要在胎儿监测上花很多时间，那些患者会在预产期之前听从建议进行引产。死胎的风险，是无数个有关低风险和高风险妊娠的决定背后难以言说的原因。

在许多低收入国家，大约有一半死胎发生在分娩期间，这主要是因为缺乏熟练的接生人员或紧急剖宫产的能力。然而，在高收入国家，对产程进行监护是常规做法，[5]大部分有产科的医院也都能做剖宫产（确实是大部分医院，但还不够，参见第六章），这时讨论就转到了其他原因上。

在美国这样的地方，再没有像胎儿宫内生长受限（Intrauterine Growth Restriction，简称IUGR）这样，比死胎的风险被讨论得更少但又更重要的了。严格来说，胎儿宫内生长受限涉及不到10%的胎儿。当然了，这意味着有10%的正常胎儿会在这10%以下，这是统计学的算法。这些胎儿大部分都很好，它们的大小是由基因决定的。这些胎儿被描述为"天生地小"（constitutionally small），也就是说，它们本来就应该很小。

但这些小胎儿有些本不该这么小。它们之所以在10%以下是因为没获得足够的热量，子宫胎盘单位这个食物输送系统功能不佳。我们有很多办法来区分那些天生就小的胎儿和那些确实没有获得足够食物的胎儿：用复杂的多普勒测量脐带血流，用超声测量评估脑血流量，观察和比较腹部相较于大脑的发育情况。这些工具都不完美，它们都有可能犯错。

所以我们必须继续关注。那些由于没能摄入足够热量而体形较小的胎儿，也有可能因为子宫胎盘单位功能不良导致状况进一步恶化。它们通过脐带获取的液体可能会减少。在这种情况下，我们会看到羊水过少，或者胎儿周围羊水深度低。孕晚期的羊水只不过是胎儿的尿液（无菌、清洁的胎儿尿液），所以当胎儿没能通过脐带获得足够水分时，它们就不会排尿。在许多方面，羊水过少与新生儿排尿很少是类似的：这表明胎儿脱水了，我们应该对此感到担心。

除了热量和水分，胎盘还有一个功能是提供氧气：从母体血液中获取氧气，排出胎儿制造的二氧化碳。胎儿可以在低热量的状态下存活数周，在羊水不足的状态下存活数天（甚至数周），但氧气是胎儿每分钟都需要的东西。一旦没有氧气，就会以死胎告终。

因此，一旦诊断了胎儿宫内生长受限，尤其在伴有羊水过少的情况下，指南就会要求我们紧紧盯住这些小胎儿。有时我们让孕妇一周做一次或两次胎儿监护和超声。有时，如果出现非常早期和非常极端的生长受限，我们会把孕妇收入院，因为这种情况下我们需要每天监测两到三次。如果妊娠已经足月或接近足月，我们会建议引产，有时甚至是剖宫产。在权衡了早产和胎儿宫内生长受限的风险之后，我们经常会选择早产的风险（虽然这种风险也很可怕），让孕妇提前分娩。这就是胎儿宫内生长受限的灾难：为了避免它发生，做什么都是值得的。

我们的工具并不完善，医务人员都知道这一点。即便是技术最好的人，超声测量的错误率也有10%—15%，这就意味着一些我们密切随诊、为之操劳并将其收入院的宫内生长受限胎儿，出生时体重正常。这些胎儿很多体形虽小但很健康，只是天生地小而已。我们也知道这些。我们只是没法确定谁是哪种情况。我认为，这恰恰就是焦虑的关键：由一种合理的可能性引发的担忧，减去让所有人彻底相信它不会发生的能力。由于我们无法确定，所以对产科医生来说，死胎的风险就存在于所有的妊娠中。

即便在这些胎儿宫内生长受限的妊娠中，即便在我们明显看到胎儿快要死亡的迹象时，我们也会说"我很担心胎儿发育的情况"。我们几乎永远不会说"你的胎儿测量数据在10%以下，这意味着孩子死在你子宫里的风险可能翻倍"。死胎太过惨痛，即便只是提到它，只是提到它真实存在而且可能发生，也会让房间里的每个人都很痛苦。我们谈论生，并且在谈论生的时候极少提到死。

我们以这种方式，让女性承担了为死胎焦虑的代价——她们和我们焦虑的代价，而极少充分解释为什么。这种集体焦虑的代价是高昂的。她可能因为要每周来医院做两次一小时的监测而失去工作；她可能因为37周引产失败而进行剖宫产，而剖宫产的刀口发生了感染；由于胎儿宫内生长受限而引产后，胎儿可能因为呼吸问题被收入新生儿重症监护室，如果晚两周出生，它就不会有这个呼吸问题。

我们不会在产检、超声检查和引产时谈论死亡。这么高昂的代价看起来糟糕至极。"我为什么要来做监护？"我的病人抱怨，"一切都一直挺好的。"没错，今天一切都还好。即便没有采取任何昂贵的干预措施，也可能一切都一直很好，而且通常都会很好。但天平的另一端是死胎这个难以言说的后果，死胎的分量太重，只要考虑到它，即便没有言明，天平也会被它压下去。任何包含死胎的天平，都将严重向产科干预倾斜。

所有这些焦虑、照护和监护都起作用了吗？从某些方面来看，确实起作用了，至少很可能起了作用。全世界总的死胎率在下降。[6] 这种改善大部分要归功于基本的产前和分娩照护。我们确实看到对糖尿病和高血压患者的监护和提前分娩方面有所改善。

但在一些重要的方面，焦虑和照护不起作用。当我们关注宫内生长受限的具体状况时，死胎率的下降并没有那么明显。总的来说，接近足月时进行干预可能才有帮助。不过多项研究已经表明，对生长受限的胎儿进行即时干预，跟过一段时间再分娩相比，结局并没有明显改变，包括死亡在内结果都一样。[7] 在这些研究中，分娩只意味着死胎变成了新生儿死亡：不管哪种方式都是死亡。每天都有更多的研究在进行，想要更好地理解我们如何才能以帮助而非伤害的方式进行干预。尽管我们很想，但是还远未成功。

最后，我也有从我自己、克拉拉以及瓦莱丽的体验中得到的证据。如果我们在 28 周的时候就知道孩子有风险，如果我们一直密切随访，如果我们做了分娩，从医学上讲克拉拉的孩子可能还有机会。如果早出生一周，瓦莱丽的孩子应该还活着，瓦莱丽也不用遭罪做手术，不会住进重症监护室，差点丧命。

这就是面临死胎时我们手里的东西：我们的恐惧和力量，但最终也是我们的无能为力。记住那种紧迫感，当一切都太迟了，无能为力了，什么都无法改变的时候，我感受到的那种让人出汗的、带有迷惑性的紧迫感。我们如何直面那种悲伤，如何去给那种悲伤命名？对产科医生来说，不管好坏，这种紧迫感的低沉声音都每天在耳边回响，无处不在。对死胎的恐惧促使我们采取行动，促使我们做得更好，促使我们找到阻止这种后果的办法；与此同时，我们又几乎从来不提它的名字。它沉默，但从不缺席。

我们所有从事产科工作的人都当过喀戎，通常是很多次，总是太多次。我们都曾带着病人渡过冥河，穿过已经死亡的出生，到达彼岸。我们知道这是一项神圣而必需的工作。如果需要的话，我们可以在明天、后天、大后天再渡一次；我们渡过，我们也会再渡。但我们真正想要的是永不再渡。我们想和我们的病人一起，离开冥河，重返人间。

去不去医院

第八章
知情同意：在这签字，别问那么多问题

我认识一位非常能干的女士，有博士学位，是一个管理很 **155** 多人的老板。她总是知道下一步要做什么，要怎么做，还有一个实现目标的 14 步详细计划。

去年，在待产两天以后，宫口开到了 8 厘米，凌晨 4 点，她签了剖宫产同意书。她记得一位医生在她签字以前跟她谈过，或通知过她，但她根本不知道医生说了什么。之前不管读什么书，她连一个脚注都不会跳过，这次却没有读递给她的那张纸。她胳膊上打着点滴，用纸巾盒垫着，在表格底部签了名。她不知道自己签的是什么，也不知道为什么要签，就在那一刻，她的待产要终止了；她不知道为什么没人早一点、晚一点告诉她，或者根本没告诉她要进行剖宫产。

她并不是为剖宫产而难受；她觉得她需要剖宫产，而且她 **156** 和孩子都很健康。她只是觉得整个经历……很怪异。她被剥夺了权力。和她平常的生活大相径庭。"那到底是什么？"她问。

"那是知情同意书，"我跟她说，"上面说你了解了这个流

程，并且表示同意。"

"那两个词无论哪个都跟我的理解不一样。"她回答说。

…

我们生活在这样一个世界里，网站上的条款我们不读就会点"同意"；滑雪或蹦极以前，我们会签署一堆放弃基本权利的文件；我们对空乘人员的安全检查不屑一顾，因为"他们只是不得不告诉我们那些"。在医学上也是这样，我拿着一张纸站在病人面前，给他们讲述风险、好处以及手术的替代方案。我要让患者在她最脆弱的时刻表明，她明白这可能是正确的决定，也可能是极其错误的决定。

我们为什么要走这个知情同意的程序？医生这么做是因为不得不做，为了得到法律的保护，保护我们自己和我们的医院，但这只是其中一部分原因。医生寻求知情同意是因为现代社会相信病人有自主权：接受医疗服务的人应该对自己身上发生什么以及不发生什么做出选择。但医学上的知情同意很容易出错，而不出错几乎是不可能的。

"同意"出错的一种方式出在"知情"这个形容词上。这个形容词之所以存在，是因为按照人们通常的理解，真正的同意需要获取信息。这种信息必须不偏不倚，不受胁迫，而且最重要的是，真实。在医学史上的大部分时间里，知情同意都受困于信息缺乏：关于治疗的流程、风险、替代方案，他们被告知的都很少。不完全的信息最终会导致不充分的同意。

这种情况今天仍在发生，但通常不是由于恶意或粗心。例如，在真正紧急的情况下，在一两分钟可能会改变一个人一生的情况下，知情同意非常困难。

比如，阴道手术助产。在美国大约有 3.3% 的分娩是阴道手术助产。[1]这种分娩包括产钳助产和真空助产，在母亲自己用力无法实现阴道分娩的情况下，基本都会用到这些方法。在阴道手术助产中，进行干预的原因通常是胎心监护图让人不放心，比如，宫缩的最后阶段胎儿明显窘迫，确实有缺氧的可能。在这种情况下，知情同意该是什么样的？

…

一个寒冷的夜晚，我值班。我只有一个要做剖宫产的病人，晚上 11 点左右就做完了。我从手术室出来的时候，值班的助产士海伦正在等我。海伦是一位经验非常丰富的助产士，所以她找我的情况很少：要么是因为有病人需要做剖宫产，要么是因为有病人需要阴道手术助产。

"我有个两小时前刚入院的病人，第一胎。她在 4 号房间。宫口已经全开了。她在用力，而且力用得挺好。"海伦说，"可我觉得胎心监护图不大好。每次她用力，胎儿的心率就会下降。这让人很担心，所以你从手术室出来以前我让她先别用力了。我们等你的时候监护的情况好点了，但我觉得她得快点把这孩子生出来。我想让你过去看看要不要上产钳或真空。"

"什么位置了？"我问。如果胎儿的头位于骨盆坐骨棘以下至少两厘米，或者快要出来了，阴道手术助产是最安全的。位置比这高的话，我一般不做真空助产。

"她现在是 +1 位，用力的时候会到 +2，我觉得很快就能从 +2 到 +3。不过，每次她用力的时候，胎心监护图上都会有一个深谷。"

"她打硬膜外麻醉了吗？孩子有多大？"我问。

"打了。不大，3 400 克左右。"

说到这里，我们已经走完那几步路，回到了总护士站。我们一边说话一边抬头看监视器，看着大屏幕上的胎心。4 号房间刚有一次明显的胎心下降，那就是海伦的房间。病人没用力，但还是出现了这种情况。

海伦和我快速走进房间，护士已经在那里了。我们听到监护器上的胎心，怦、怦、怦，每分钟 70 次，太慢了。不用说话，房间里的护士就开始协助海伦和我进行反复演练过的一系列步骤：改变体位、停催产素、供氧，这样可以改善胎心的情况。患者已经把身子侧过来，没有用力，脸上带着氧气面罩。我们抱着一线希望让她向另一侧翻身，希望那样能为子宫提供更多的血供。我们用血压计袖带裹住她的胳膊，量了血压，正常。迅速看了一眼监护器，患者没有太多宫缩，松弛子宫的药物在这种情况下没用。胎儿心率还是 70 次左右，没有升高。

我一边戴手套，一边快速向病人做了自我介绍，问她我能不能给她做个检查。她的眼睛在氧气面罩后面睁得很大，她点了点头。我同意海伦的检查结果：宫口全开，现在 +2 位置，枕前位，最小胎头径线，骨盆宽度足够，非巨大儿。硬膜外麻醉似乎效果良好，这很有用：病人能够耐受接下来我要做的，她也可以帮上忙。

我只有那么几秒钟做决定：我能给她做安全的手术助产吗，我们要马上去手术室吗？在那几秒钟内，我想：可以，我能做真空助产；我觉得这能行。我把这话大声说了出来。胎儿心率还是每分钟 70 次。

海伦、那位护士还有我开始要很多东西，要很多人，因为有计划的真空助产需要很多人帮忙才能保证安全。病人的膀胱排空了吗？为避免损伤膀胱，排空膀胱是真空助产的前提。因为要分娩，不到十分钟前病人刚排空了膀胱，所以不用了。有儿科医生吗？有，他们在来的路上。以防万一，请给我们开一间手术室吧。好，护士长知道这个情况，已经准备好了。产床已经准备好了，有人在上面给我放了一个真空吸引器。怦、怦、怦，还是 70 次。我没打开手术衣，也没穿，我们没时间了。

我没法跟你说我当时跟病人说了什么，因为太快了，在很短的时间里有太多事情要安排。我很可能说了这样的话："很抱歉以这种方式跟你见面。你的孩子就快生出来了，但是这个孩子现在看起来严重窘迫，所以我们马上就得把孩子生出来。我可以用真空吸引器帮你，而且现在这种情况下，我认为不管对你还是对你的宝宝来说，这都比剖宫产安全。真空助产有一些风险，风险大部分都很低。你要知道重点在于，如果这不起作用，我们就得去手术室做紧急剖宫产。但我会试试这个，因

160

为我觉得它会起作用，而且我觉得眼下这是我们最好的选择。你还是得用力，真空助产会缩短时间，但主要还是取决于你。接下来我要进行真空助产了，好吧？"

病人说："好。谢谢。"

我们医院的真空吸引器是一次性的；它看起来有点像儿童浴缸玩具，有个塑料的白色大手柄，里面有用来启动和保持真空吸力的泵。泵旁边是一个显示真空吸力的仪表盘。表盘上连着一根短软管，打开以后会变成一顶柔软的白色蘑菇状帽子，帽子里有软衬，大小正适合胎儿的头。

我把有弹性的塑料杯放在胎儿头上，把它推到恰当的位置，在颅骨上我能摸到的那个柔软位点上方几厘米处。这样放意味着正确的牵拉会让胎头弯曲，呈现的径线尽可能小，从而让分娩更容易。我放塑料杯的时候，确保它下面没吸住阴道组织，那会导致极具破坏性的撕裂。我把右手放在杯子上，手指放在胎头上，以确保我放的位置不会移动，我是左撇子，所以我用强侧手握着真空手柄，准备开始。

我抬头看了看，我们做出这个决定还不到一分钟，房间里已经挤满了人，都是来帮忙的。儿科医生在角落里，一边低声说话一边打开设备。护士长无声地用口型对我说："如果需要，手术室开着。"我点了点头。胎儿心率还是 70 次，现在已经超过四分钟了。一次宫缩开始了。我们的机会来了。

尽管打了硬膜外麻醉，但病人还是能感觉到她的宫缩，她知道一次宫缩开始了。我倾斜着真空吸引器，想让她看见我的脸，因为我们需要一起行动，否则设备永远不会管用。我说：
"是时候了。用力，一起努力。这回你要使出最大的力气来。"

我打开真空吸引器，一直到表盘上的数字到了绿色区域的顶部，这是设备能提供的最高安全吸力。一边是她丈夫，一边是护士，在他们的帮助下，她的腿抬得比之前更靠近肩膀，闭上眼睛，深吸一口气，向下用力。

任何阴道手术助产，开始之前都没法知道结局会怎么样。有时你拉了一下，什么都没发生。有时你拉得太用力了，真空吸引器弹下来了。如果真空吸引器弹下来三次，大多数医院的规程是：别再试了，真空助产失败了，是时候去手术室了。

这一次，当她往下用力的时候，我开始拉，胎头下降了，很顺畅的下降，持久可控的下降，我祈祷的那种下降。病人在用力，我朝我这边拉真空吸引器的时候稍微弯着膝盖，把胎头往下拉，拉到耻骨联合以下。完成这些以后，我立刻直起身子，把胎儿的头向上、向上、再向上拉。向上、向上、向上，我提起肩膀把这个孩子拽了出来。当我用力把这孩子拽到这个世界上时，我能从我的肩膀和腹部感觉到自己做到了，这是有效、正确的选择。屋里每个人也都能看到，好像包括我在内的整个房间都在和这位正在分娩的产妇一起屏住呼吸。

随着患者第一次用力，胎儿的头直接到了她皮肤边缘；随着第二次用力，头出来了。我释放了真空吸引器的压力，把帽子从胎儿头上取下来，把真空装置扔到了我身后的产床上。胎儿把它的头转到了和脊柱对应的位置。胎儿就要出来了，要完

162

成我们一直想加快的分娩的正常动作了。

我做好了接下来的分娩会有困难的准备；真空助产会增加肩难产的风险，这是一种胎头出来了但肩膀被卡住的情况，一种真正的产科紧急情况。

"再最后用一次力，"我跟病人说，"这一下你得用最大的力气。"她用力，我引导着肩膀先向下再向上，然后出来了，没有肩难产。我伸手取脐带夹，这样我就能剪断脐带，把孩子交给儿科医生。尤其是在因为担心胎儿窘迫才进行手术助产的情况下，这是真空助产后的标准流程。

但婴儿已经在哭和动了。儿科医生已经来到我旁边看婴儿，我们看到婴儿的胳膊和腿弯着，她的颜色正在变粉红，她的肋骨没有随着每次呼吸动得太厉害。他轻轻拍了拍我的肩膀说："孩子没事儿。十分钟之后我会再来检查一下，不过现在就这样就行。"我把婴儿放在她妈妈的胸前，皮肤相贴，后退了一步。

我对病人进行了一下总体评估：出血量极少，胎盘还没剥离。我还要看看病人有没有撕裂或者什么可能需要修复的地方。我需要等胎盘分娩出来。我需要把一切都记录下来。但那一刻，我什么都不能做，也不用做。我转过身，把戴着无菌手套的手张开放在产床上。我趴在胳膊上，想让那四分半钟里的肾上腺素有一部分顺着肩膀流下来，流出来。我感觉自己是刚拯救了世界的绿巨人浩克：我还是绿色的，但危险过去了，现在我需要重新变成肉色。我想知道绿巨人在拯救完世界以后会不会也这样恶心发抖。一切都好。

后来，在我记录这些事情的时候，我记不清自己具体和病人说了什么。我可以告诉你我在分娩记录上写的是："获得口头同意。"我可以告诉你我跟病人说的每件事都是事实，她也同意了真空助产；我还可以告诉你这是一次漂亮的真空助产，在这种情况下也是完全正确的选择。

但我想我们也会同意，我获得的口头同意不是完全知情；考虑到患者正在承受的压力，从某些方面来说这并不是真正的同意。她很难说不行。也没有提问的机会。我对风险、收益和替代方案的讨论非常简短。这公平吗？是我们能做到的最好的水平吗？

然而，如果情况反过来，给患者太多信息，也好不到哪去。我曾经和一位有不同的知情同意模式的医生共事过。她曾在国外的一家美国军队医院工作，在那里，每位病人（大部分是军人）都会在怀孕一开始就签一份 30 页的同意书。上面几乎对所有可能的手术都进行了描述：真空助产、产钳助产、剖宫产、破膜、胎儿头皮电极、产后紧急子宫切除术，事无巨细。在风险低、普遍健康的军人患者中，很少会有人经历这些手术中的哪怕一项。每个人都拿到了那本小册子，每个人都在产前保健期间签了名。所有来产科的人都已经同意了真空助产。"我们每个人都有那张签了名的纸，"这位医生说，"这好多了，你知道吧？我觉得安全多了。"

也许吧，我想。可是 30 页？提前几个月就签了？同意她

164

们大多数人都不会经历而且谁也不会全都经历的手术？那是知情吗？那是同意吗？还是仅仅是一堆纸？我知道我的同事作为一名医生感觉更安全了，她有书面证据证明已经告知了病人，而且她们同意了。但是，患者感觉如何？我们谁都不知道。

…

这个钟摆，从同意太少到太多被我们称为同意的文件，在女性绝育的历史和现状中得到了完美又令人沮丧的体现。通常被人说成"把你的输卵管系起来"的输卵管结扎术，是美国最古老、应用最广泛的避孕方法之一。对许多女性来说，这可能也是一条坎坷并充满阻隔的道路。

尽管有很多其他的避孕方法，但输卵管结扎术仍有很大的需求。需求最大的输卵管结扎形式（一些研究显示这个比例是15%[2]）是产后输卵管结扎术，也就是分娩后立即"把输卵管系起来"。产后输卵管结扎术之所以受欢迎，部分是由于这个手术很简单，趁着病人产后还在住院的时间就做了。如果病人做了剖宫产，那么就可以在同一次手术中系住、剪断和烧灼输卵管。如果病人是阴道分娩，刚分娩过的子宫很大，可以在肚脐下方做一个很小的切口，很容易就能找到两条输卵管并将它们系住、剪断和烧灼。

然而，美国输卵管结扎的历史并不光彩，有很长一段令人羞愧的非知情同意医疗史，尤其是在女性绝育方面。许多非自愿甚至强制绝育的例子为美国的政策铺平了道路。20世纪中叶，在未经同意的情况下，多达 25%—50% 的印第安女性被绝育，通常是在她们十几岁的时候；她们中的很多人直到长大以后怀不上孩子，才知道自己做过绝育。[3] 类似的情况也发生在残疾人和精神病人身上。[4] 其他与优生学运动有关的种族歧视性绝育也充斥在我们的历史中。这些项目通常针对没有权力的人：智力残疾或精神病患者，有色人种女性或低收入女性。一般来说，做这些手术并不是因为病人无法同意，而是因为掌握权力的人，比如医生、父母、一些政府官员认为如果她不生孩子，世界会更美好。

在美国，绝育作为一种流行的避孕方法在 20 世纪 60 年代迅速流行，并持续到 70 年代。通过开发更安全、更易操作的新技术，手术本身发生了改变。联邦政府资助的计划生育项目在同时期出现，该项目为这些手术提供补贴。同一时期出现了许多关于少数族裔和低收入女性非自愿绝育的报告。这种情况不是第一次出现了，但这一次引发了公众强烈的抗议。

作为回应，联邦政府对政府出资的绝育手术（包括任何有医疗补助或医疗保险的女性）制定了严格的知情同意规定。这些规定自 1978 年开始实施，要求那些想用公共资金绝育的女性填写医疗补助第十九条中的"绝育同意书"。该表格必须在绝育前 30 天到 180 天之间填写。另外，手术时必须提供或核查签字的知情同意书复印件。如果这位女性最终做了紧急剖宫产手术或早产了，可以取消 30 天的等待期，即便在这种情况下，从同意到做手术之间也需要至少 72 小时。如果不满足这些条件，就不能做输卵管结扎术。

需要注意的是，这些规定覆盖了用公共资金进行绝育的大量女性。涉及的人群包括由医疗补助或医疗保险覆盖的所有人，占美国所有出生人口的27%—72%，具体的比例在各州有所不同。[5]

因此，自1978年以来一直没有变过的规定覆盖了大量女性。这些规定的实施是为了保护女性，确保所有做绝育的女性真正知情，真正同意。但根据我的经验，结果完全不是这样，远远没有达到知情同意该有的样子。现在，知情同意的流程不是在保护女性，而经常是在妨碍女性。我在临床上见到最多的情况，是病人想做输卵管结扎手术但得不到准许。这有很多原因，而且频频出现。

知情同意书本身，也就是俗称的"输卵管文件"，是第一道障碍，签同意书不是简短的任务。它使用的语言很复杂，没有高中文凭或母语不是英语的人理解起来很不容易。即便是受过教育、以英语为母语的人，填完它也需要进行大量咨询，在常规的15分钟产检中绝不可能完成。手术的后果需要评估；病人需要知道，不管出于何种目的，绝育都是永久性的。[6]这种咨询还是很有价值的，很多病人以为我们是用绳子把她们的输卵管系住了，如果她们再想要孩子，把它"解开"就行。其实不是这样。在输卵管结扎中，我们会剪断输卵管，把它们缝起来，然后用电对它们进行烧灼。这个手术是为那些真的不想再怀孕的人准备的。

生育笔记：产科医生的真实故事集

绝育知情同意书还要对手术的风险进项评估（尽管病人真正同意做手术的时候，还得再评估一遍，但那是另外的知情同意书），患者还会得到其他避孕措施的相关信息。所有这些都会花很长时间，这也很合理。但由于要咨询的内容很多，"签署输卵管文件"通常需要一次单独的预约或者另外一名医护人员（比如诊所的社工）。这很重要，但也是额外的任务，或许患者得另外请半天假，或者要花钱请保姆。

即便签好了文件，也还有时机问题：至少要在预产期之前30天签字，但又不能太早，否则就有超过180天的风险。还有一个棘手的问题，要在分娩当天出示签好的文件，这样外科医生才能在绝育的时候对手术进行"确认"。所以，在杂货店破水的病人、在家开始出血的病人，或者因为先兆子痫血压问题直接从门诊送过来的病人，都得随身带着复印件。如果那天她们包里没有这些文件，就很不走运了。表格出任何差错都会让她绝对做不成输卵管结扎，即便我们已经给她做了剖宫产，而她也已经承担了相关的手术风险。

在我工作过的一家诊所，有很多产后输卵管结扎手术都被取消了，之后我们开始一次给病人准备 10 份签好的表格："把它放在你包里，在另外的包里也放一份。给你丈夫、最好的朋友、住在医院附近的什么人各一份。"随着电子病历的出现，我们可以把表格扫描进系统里了。但电脑也不完美：我就曾把那些扫描件弄丢，或者把它们归到错误的日期或病人名下。

最后，创造这种绝育知情同意流程的法规，也创造了一个喜怒无常的专政。我们努力解决，我们努力为我们的患者提供她们想要的东西。在医学和产科指征允许的情况下，我调整过很多次剖宫产的日期，只是为了满足 30 天的要求，为了病人不用在手术室里改变计划。即便如此，我还是让病人在产前 29 天签过表格——结果没做成输卵管结扎；让病人在产前 181 天签过输卵管文件——没做成输卵管结扎；让病人签了表格之后把它们弄丢了——没做成输卵管结扎；让病人签了表格，把它们扫描进病历里，然后在病历里弄丢了——也没做成输卵管结扎。

甚至还有一次，我让病人在手术当天把表格带来，交给医生放在病历里，然后不知道为什么，在她术前准备的那两个小时里，**我们把表格弄丢了**。她早上 7 点把文件交给了马上要下夜班的团队，上午 9 点左右她要做手术的时候，白班团队里谁也找不着它们。我记得我们都快把整个护士站拆了，把多少年没离开过桌子的电脑都搬了起来，我们的实习生还自告奋勇钻进垃圾桶翻了垃圾。最后，什么都没找到，谁也找不着。我们给我们产房的主任和产科的主任打了电话，想得到特殊许可，但不管是我们领导还是我们领导的领导都想不出办法：我们就是不能做输卵管结扎。[7] 病人在术前准备室沮丧地哭了，我们都想跟她一起哭。最后，她做了剖宫产，没动输卵管。如果她还是想绝育，就得再做一次手术，同时伴有手术风险、一段时间不能上班，以及其他的问题。当然，如果她是众多只有孕期紧急医疗救助的病人之一，那么她就要想办法在接下来的六周里，在她的医疗救助失效以前，在从刚做完的手术中恢复的过程中完成这个手术。

在要求做产后输卵管结扎的女性中，有多达 47% 的女性最后没能在同一次分娩中进行结扎。[8] 延迟或没做输卵管结扎的生育后果十分严重：有一半再也不想怀孕的人会再次怀孕，将近一半是在一年以内。[9] 很多女性想做绝育是因为不能使用其他避孕方式，要么是由于副作用，要么是由于资源有限，要么是其他原因。这些女性有的有妊娠相关的疾病，比如糖尿病、高血压，这些病会让激素避孕存在风险，而再次妊娠存在的风险更高。她们很多人在没怀孕或刚生完孩子的时候没有联邦（或任何）保险，所以出院时没做输卵管结扎；她们回家以后没有避孕或采取任何医疗措施。她们回来的时候经常怀着孕，而且经常病得更重、风险更高，所有这些风险都出现在她们不想怀这一胎的背景下。这一切都是因为一张纸丢了。

对于买私人保险的女性——通常是收入更高的女性，体验就完全不同了。她们可以签自己的文件，可以在手术当天早晨签，或者想什么时候签就什么时候签。

联邦政府对滥用的反应，对非自愿绝育的对策，已经在无意间制造了一个双层体系：在一层体系里我们相信那些说自己想要什么的女性，在另一层体系里我们不相信。

很久之前，绝育知情同意只有很少的信息，流程也太简单，这导致了一些很糟糕的事情。现在的流程从 1978 年开始就没变过，这次的流程太复杂、太严格了，而且正在导致另外一些很糟糕的事情，不过只对一部分人是这样。知情同意就是这样：要做错有很多种方式，要做对却只有很少几种方式。

...

不管是给了过多的信息还是提供的信息不足，有时知情同意它就是不够。在特定情况下需要知情同意，仅仅是这个事实本身就既具启发性又让人不安。就说正常待产和正常阴道分娩。我已经读到过很多就待产和正常阴道分娩缺乏知情同意表达愤怒的文章了，这些文章很多是由刚开始关注这个问题的女性写的，因为她们觉得在自己难产以前，建议不足和知情不足的情况令人难以置信：[10]"难道不该有人提醒我这会有多难吗？出血、疼痛，以及不管怎样我最后还得做剖宫产？我待产的知情同意在哪里？我同意阴道分娩的知情同意又在哪里？"

对于这些阴道分娩知情同意的要求，我总有一种根深蒂固又多少有点激烈的负面反应。一方面，我同意她们怀孕计划中的教育部分存在不足，任何人都应该知道她们想知道的、关于即将来临的分娩的任何事。信息的来源可能是你的医生或导乐，或者部分可能可以由一家很好的图书馆来解决。

但我完全不同意她们对分娩知情同意的要求。为一些从根本上来说很自然的事情，考虑由医生介导的知情同意流程，这让我很生气。待产不是病理性的，分娩也不是疾病。分娩是身体——强大的、独立的、成年人的身体——自己就会做的事情。实际上，我之所以对这种想法反应如此强烈，部分原因是女性为维护她们自己对这种生理功能的控制权奋斗了数年、数十年，甚至数百年。如果对正常的待产和阴道分娩启动知情同意流程，那么女性签这么一份文件的时候，她是在同意什么？她是在同意让正在发生的事情继续发生；也就是说，她是在同意让医生**不做**剖宫产。那么，这种知情同意流程暗示的就是，默认的剖宫产选项会更安全或更简单（这显然不是真的，参见第六章）。

最后，怀孕、待产和分娩实际上都是人体的生理功能。我们不会为其他人体生理功能（比如打嗝、排便或呕吐）签同意书，尽管它们可能没那么让人愉快，有时甚至还可能会导致并发症。为这些事情签知情同意书很荒谬：征得谁的同意？这种行为不是别人施加给女性身体的。与此类似，分娩需要女性的身体为她自己、也对她自己做一些事。（这不仅是我的感受。俄勒冈州健康与科学大学妇产学系主任、美国妇产科医师学会产科执业公告委员会副主席亚伦·考伊曾经表示："知情同意是一个伦理学概念，它旨在通过保护患者免受不想要的医疗或干预，尊重患者身体完整的道德权利，但阴道分娩是一个自然的生理过程，从定义上讲并非医疗。"）

在我看来，要求为正常分娩提供"知情同意"，这件事里包含着最糟糕、最家长制的一面。为你的身体**会做**的事、你身体的一项机能签知情同意书，就是在假装正常分娩是别人对你做了什么。这是在假装别人要全权负责。这是在放弃对你自己的身体以及它所做的事情的主导权，女性奋斗了那么多年才建立起来的主导权。

但是对阴道分娩知情同意的反对也要根据语境而变化。当一个过去做过剖宫产的人开始待产时，情况就完全不同了。在这种情况下，当一个子宫上有瘢痕的女性开始待产时（即剖宫产后阴道试产，参见第六章），大多数机构会确保她签署知情同意书，"准许她们"继续待产。签好的知情同意书上说，已经告知了患者子宫破裂的风险，也向她提供了剖宫产的选择，但她拒绝了。

对于以前做过剖宫产的女性，我们的医疗和法律系统已经认定，现在**确实有**知情同意的必要。因为这个变化，这些系统会说待产和自然分娩不是默认的选项；重复剖宫产才是默认的选项，我们会因为不进行默认的治疗征求患者的同意。知情同意书的意思是，你的身体在做的事可能是正常的，但并非**仅仅是**正常的。由于之前的干预，现在从某种程度上来说，待产和自然分娩不再被看作身体应有的健康生理机能，出于某些原因，现在这成了别人的管辖范围。

看起来这就是目前知情同意的使用方式：知情同意的需要写在你身体的历史里。如果你的子宫上没有瘢痕，那么分娩不需要知情同意。但如果你的子宫上有瘢痕，那么知情同意的存在就表明医生不能对你接下来的待产袖手旁观，即便它是自发的，即便它是一种生理功能。因为几年前做过手术，因为手术在你身上留下了痕迹，我们现在需要知情同意：同意不动手术，准许不做手术。在这个例子中，鉴于过去无法改变，与其说知情同意书是同意做什么，倒不如说它是同意不做什么。这既是一种同意，也是一份可以免除医生责任的书面记录。

还有一个类似的"知情同意"的例子，我最不喜欢的一个例子：随着美国肥胖症患病率的升高，许多机构已经开始要求病态肥胖的患者签署特殊的知情同意书。同意书上说病人理解，鉴于她的体重，我们可能无法以同样的速度进行剖宫产，手术可能出现的并发症会增加，对她的护理在很多方面都会受到体重的影响，因此她的期望可能要有所不同。

我真的不喜欢这种知情同意，这怎么能叫知情同意呢？同意什么，同意敢于作为一个胖子活着吗？[12] 她还有其他选择吗？离开医院？在等产房床位的同时在走廊里开始减肥计划？在妊娠结束前自己去燃烧脂肪？我明白，知情同意书是为了证明对这些问题进行过考虑和讨论，我也知道如果没有这个流程，这些问题很难被提出来，也经常受到忽视。但是，管这个流程叫"知情同意"，还让病人为一些无力改变的事签同意书，让人觉得很刻薄。让患者签字同意她会接受低水准的护理，我们达到了什么目的？除了承认我们的歧视和她知道这是不公平对待，她要同意什么？

即便更传统的针对简单程序的知情同意，也是一个雷区。例如，无论让患者同意什么手术，提到多大程度的担心是恰当的？提到感染的风险（剖宫产是 2%—16%）、发生出血并需要输血的风险（2%—4%）、损伤邻近器官的风险（0.2%—0.5%），似乎是恰当的。[13] 同意书应包括子宫切除吗？尽管相对罕见，但这种情况确实会发生：每 1 000 次分娩中有 0.24—8.7 次。[14]

175 但是一旦要进行计划外的围产期子宫切除，它会是一种从根本上改变人生的并发症，因为它会终结生育。我们应该告诉病人这有可能发生，不过今天很可能不会发生吗？既然提到了罕见但灾难性的并发症，那么我们就来讨论一下孕产妇死亡吧。死亡是剖宫产的一种潜在并发症，它是有可能发生的，且概率高于其应有的水平，尤其是在美国（参见第十章）。但从绝对数字上来看，一位女性因为剖宫产死亡的概率微乎其微。

将"死亡风险"添加到剖宫产的知情同意书上是否公平？有时焦虑所引发的伤害，会超过被告知所有可能后果所带来的那点好处。即便我们对数字进行强调，并且说"这种并发症极其罕见"，那也仍然可能具有误导性。将罕见、灾难性的场景纳入考虑，它们就变成了当下的可能性。它们的存在即便是量化的，也会让它们好像不只是可能，而且是很有可能。因此，因为前置胎盘而需要剖宫产的患者可能会想："好吧，不管怎样我都会流血而亡；我宁可死在手术室外边。"但实际上，剖宫产对她来说要安全很多倍，因为没用恰当的方式提供信息，我们正在像遗漏了信息那样误导她。

最后，当我们将"死亡"这样的罕见并发症添加进同意书的时候，我不确定这是不是为了充分告知患者，尽管这显然应该是目的所在。当我们把这种极端的风险加进同意书里时，就和肥胖知情同意一样，是要让患者为可能出现的各种可怕后果承担道德责任。如果增加罕见或无法改变的可能性并不会让手术或患者的选择有任何改变，那为什么要把它写在同意书上？同意书上的这种信息会引发不必要的焦虑，而且会给医生和医疗系统带来好处。它造成了一种医生不再承担义务的错觉："我告诉她这有可能发生了！她在文件上签名了！"但在何种程度上，这只是威胁患者？

…

知情同意的状况一团糟，而且做对几乎是不可能的。但怎么做才是正确的？我们该如何解决这个问题？

正确的方式是承认患者的知情同意不只是一张表格、一份签了字的文件。真正的同意是一种承诺、一场讨论；它是个没有明确结构的过程，患者通过这个过程传达她想要、需要以及优先考虑的事项，然后医疗机构做出反馈，说明它能提供什么样的选择以及要付出什么样的代价。知情同意是一种关系。

美国妇产科医师学会用整篇文档讨论了这个话题，其中写道：

> 然而，签好的同意书并不能保证知情同意这个流程以有意义的方式进行，也不能保证伦理需求得到满足……要关注为贯彻知情同意的伦理原则而进行沟通的重要性，就是要强调知情同意包含一个过程。这个带来初步同意（或拒绝同意）的沟通过程会让进行恰当的决策成为可能。[15]

根据我的经验，这种知情同意是最难做到的；这是一项很难学会的技能。当我成为一名医生时，甚至在之后的很多年里，我都不擅长这个。我觉得我现在在这方面好多了。

对医生来说，真正的知情同意不仅包含知识和能力。它还包括愿意被人拒绝，以及卸下防备。真正的同意需要展现你的天赋：你的科学知识、你多年的训练、你凌晨 2 点时疲惫的状态。你需要在病人面前把这些天赋展现出来，而且也完全愿意知道它们可能会被接受、拒绝或半推半就。

真正的同意要在签字的表格上体现出所有内容。它还需要全面的医学知识，知道要提供什么选项以及什么信息。它需要把这种知识用到恰当病人身上的经验。但更重要的是，它还需要一种技能，知道我们眼前的这个人既和我们很像，又和我们完全不同，她有优选项，有难处，也有权利做出我们认为可以理解或无法理解、明智或错误、愚蠢甚至有害的决定。我不知道这项技能应该叫什么。共情？怜悯？谦卑？

我想以一个特殊类型知情同意书的故事来结束这一章，签署"违反医嘱"（Against Medical Advice，简称 AMA）表格。不想接受医生推荐的干预（比如手术、药物、住院治疗）的患者，通常会被要求（而不是命令）签署一份文件，表明她拒绝了我们医疗机构所认为的最好的治疗。

…

阿玛利亚·波利怀上了她的第三个孩子。她家里有一个六
岁的儿子和一个四岁的女儿，两个孩子都是正常足月妊娠。不

知怎么回事，这次怀孕的时候，她的羊水提前很长时间就破了，怀孕 24 周的时候她来到了分诊处。住院最开始的那几天最为关键，通常都是这样。我们没完没了地说早产（参见第五章）和死亡，以及如果她进入产程会发生什么。我们给她用了抗生素。我们从新生儿重症监护室请了专家过来，跟她讨论后果。我们告诉她，她可能会在两周内分娩，数据是这么显示的。我们建议她在分娩之前都待在医院里，因为情况可能变得很快。有时你会感染，有时你会分娩，有时你会出血。我们把所有胎膜早破的病人都留在医院里。如果走运的话，我们能坚持几周，如果再幸运点，我们能坚持几个月。我们说，无聊不是最糟的事。

一天过去了，阿玛利亚注射了她的第二针类固醇。一周过去了，她用完了一个疗程的镇静子宫的抗生素。两周过去了，孩子还在她肚子里。每天我们都会给她和孩子做监护，她的子宫一直很平静，胎心看着也很好。我们每周送她去做两次超声，一直都显示羊水少，但还有。我们每两周检测一次胎儿的生长情况。孩子看着一直很健康，长得也挺好。阿玛利亚的妊娠不再是围存活期了，我们的护理模式不知不觉从紧急-危机模式转换为长期管理模式。

第一周的时候，阿玛利亚只是感激自己还怀着孩子，感激自己在医院，感激自己还需要护理。即便在最开始的几天，照顾其他孩子的重担也还在她身上。早上，我经常发现她在掉眼泪。"我想孩子了。"她会说。她告诉我们她很幸运，因为她有

179

一个可以信任的丈夫，"和孩子相处得很好"。问题在于她丈夫在建筑工地干活，如果不干活就挣不到钱。

在阿玛利亚住院的最初几天乃至一周里，亲戚们来帮过忙；后来还有教会的一些人来帮忙。两周以后，阿玛利亚的丈夫被解雇了。现在他可以在家陪孩子了，但对孩子的担心很快就被对钱的担心取代了。一个月之后，阿玛利亚家没钱付房租了，他们很担心失去自己的公寓。

我们的团队尽可能提供帮助。我们让一位社工跟她见面，看看还有哪些资源可用，但事实是什么都没有。我可以给任何人写任何必要的医生证明：她丈夫的老板？房东？但阿玛利亚的丈夫不在大公司工作，他的工作不需要遵守《家庭和医疗休假法》。房东不在乎我的证明，也不在乎阿玛利亚的健康。所以在医院住了四周半以后，有一天阿玛利亚告诉我她要回家的时候，我本不该感到吃惊。

以前，我对在这种情况下"违反医嘱"签字出院的病人都很严厉。作为一名新手医生，我会把上级医师跟我说的一切都告诉她：你的孩子可能会死，你可能会死。这都是真的，这样的情况确实会发生（参见第十章）。事实上，阿玛利亚在家待着风险更高。

但在讨论违反医嘱的问题时，医生说的话有时会超出解释结束治疗的风险所必需的内容。我曾无意中听到有医生跟病人说，如果他们违反医嘱签字出院，他们就要为整个住院过程承担责任，他们的签名会向保险公司证明，他们不该得到之前住

180

院期间接受的各种护理。这是错误的，每次我听到都会对其进行纠正，但这是一种有效的经济威胁。这意味着那些因为在医院住了几天或者几周、面临几千美元债务的患者会留在医院，虽然这通常违背了他们自己的最大利益。

这种经济上的威胁是一个谎言，但我认为，这背后的斗争精神和愤怒是真实的。违反医嘱流程理应关乎患者的最大利益，但这里面也有一些没解决的问题，比如愤怒、防御、拒绝。理论上，我们为想要违反医嘱签字出院的患者提供建议，因为我们想让她拥有对她来说最好的东西：我们希望她留下来，让我们来照顾她，让我们给出我们在接受那么多年训练后可以给出的全部答案。我们愿意在她身上花一百万，我们很乐意那么做。她怎么能拒绝这份礼物呢？那就是我们没说出口的敌意，被拒绝的愤怒；正是这种敌意让签署违反医嘱同意书的流程比它本来的样子更具有敌意，效果也更差。

我认为这里面也有骄傲在作祟。医生想给予正确的照护，像试卷正确答案那样的照护。换一种不同的照护可能会是错的，会带来伤害，也会让医生觉得自己好像不知道考试的正确答案，对于自己的工作我们都想比那更骄傲一些。如果抗生素的正确使用方式是静脉注射，我不想被迫去开她可以在家吃的口服制剂；如果正确答案是手术，我怎么能让这个病人不做手术就走了呢？我认为，这种骄傲，在签署违反医嘱的流程中也存在。

出于这些原因，或许还有其他原因，签署违反医嘱同意书曾经是一条死胡同，标志着医疗机构和患者因为分歧而分道扬镳。如果患者不听劝告，坚持违反医嘱签字出院，就会被诅咒死亡、破产，到此结束。表格还是可以签，病人还是可以出院，但离开医院就像跌落悬崖，从此没有医生、没有处方、没有预约、没有计划。在过去，违反医嘱意味着全有或全无：如果你不全盘接受我们的礼物，你就什么都得不到。我们要么提供我们认为的最好的照护，要么什么都不提供。患者的拒绝会让医生彻底放弃。

当然，从阿玛利亚的角度来看，并不是她不想要安全，也不能说她不想听医疗团队的话。在阿玛利亚看来，不管离开医院她可能失去什么，留下来失去的只会更多。从她的角度来看，签一份满是医疗和财务威胁的违反医嘱同意书，说明她的医生并不是全力为她好，而是想控制她。她的生活很复杂，有很多难处，只有她自己才知道什么是最好的选择。

我们要如何面对她和其他像她一样的病人？我们如何才能让她以一种知情但也同意的方式，一种承认她有更广阔的生活、有能力做出选择的方式，签署违反医嘱同意书呢？

有一种更好的办法，而且我们很多人都正在慢慢接受这种做法。那就是，我们与患者签一份违反医嘱的表格，我们还是会说清楚这不是我们的建议。但签完之后，我们停下来开始思考。A 计划不适用于所有人，但谁都不会被抛弃。我们怎么做才是一个合宜的 B 计划呢？这个计划将满足患者的优先需求，也提供一定水平的照护，即便那不是最佳选择。C 计划呢？这是一个流程，一段持续的关系，它永远不会终结，也永远不会斩钉截铁。这不仅仅是好的医学，也是好的照护，它正在成为一种新的标准。

那天，当阿玛利亚在医院住了整整一个月后，告诉住院医师她想签署违反医嘱同意书出院的时候，住院医师犹豫了。住院医师跟阿玛利亚说了她学习到的关于 A 计划的全部内容：孩子可能会死，阿玛利亚可能会死。阿玛利亚很坚定：她知道这些，这些她已经被告知过很多次了。然而，阿玛利亚那天还是要走，越快越好。作为值班的主治医师，我被叫去和她争论，并监督签署同意书。

我和阿玛利亚很熟；在医院住了一个多月，她认识所有的医生和护士。我进了屋，阿玛利亚说："医生，我知道我可以离开。这不是监狱。"

"你说得对，"我说，"这不是监狱。你想什么时候走就能什么时候走。"

"我今天就要走。"

"我知道。你听我说，波利女士，我知道别的医生跟你说过了，你可能会死，孩子也可能会死。这都是真的，不过非常少见，可我确实觉得你在这里更安全。有什么办法能让我们帮你留下来吗？"

阿玛利亚摇了摇头："我的孩子们需要我，我丈夫也需要我。我们不能失去我们的家。"

"我明白，"我说，"如果你决定走，我会让你在这个表格上签字，因为就像我们跟你解释过的那样，你这是违反医嘱出院，违反我们认为最好的治疗。但这不是说我们从此就不管你了，只是说我们要弄清楚我们还能做什么。"

我们一起制订了一份日程表。在孩子去上学的上午，她可以一周来做一次胎儿监护。我更进一步，问她能不能想办法每周来两次，做一次超声，查一次血。她认为可以。

"至少这周，"我说，"你在家的第一周。我只想确保我们没落下什么东西。如果你能周二过来，我会亲自给你看：我会在超声室值班。"

我跟她说，情况可能会变化很快，如果她发热、感到宫缩、开始流血，或者觉得胎动变少，她就要赶紧来医院。"找一个紧急情况下能马上帮你带孩子的人，"我说，"我希望这不会发生，但我们现在需要制订一个计划，这样你需要的时候，就能赶快过来了。如果你能找到照顾好一切，让你可以住院的办法，一定要回来：我们很乐意你随时回来，不管什么时间。"

这是新的"违反医嘱"同意书；有点悖谬的是，它的实施伴有大量医嘱。阿玛利亚要出院了，她拒绝了我之前的医嘱。但如果我们这么做是对的，她就没离开我的照护，她也不会跌落悬崖。相反，她正沿着她的路前行，我们尽可能多地给她提供了我们的智慧和资源。这是真正的、名副其实的知情同意，在这里，完美的实验室知识与不完美的现实生活相适应。在这里，阿玛利亚破裂的胎膜与两个年幼的孩子和丈夫的工作相适应。这是一个尽我们所能，又让尽可能多的人团结在一起的过程。

签署这种增加了内容的迭代的违反医嘱同意书已经成了很多医院的政策，我认为这可以成为真正的知情同意新模式。新的违反医嘱流程还是需要一张纸，这张纸也要签字，但知情同意比这些更大、更广。这种知情同意流程是一种交流，但不是一次性的交流，这是一种关系，一种协商，一种可以随着患者和医生在不断变化的环境中前进而订立和重新订立的契约。这种同意是一种持续的经验，不是提供和拒绝，而是提供、再次提供和接受，然后重新评估和从头再来。这很累人，很耗时间，但是很有效。

阿玛利亚签了违反医嘱同意书。她收拾好她的小房间，到吃午饭的时候，阿玛利亚已经准备好出门去找在等她的丈夫和孩子了。"周二见。"她说。

我笑了："好，周二见，除非在那之前你就要过来。你知道，我们随时等你回来。"

"我知道，"她说，"我周二来找你。"

第九章
医疗体系和家庭分娩：医院如何拯救你、辜负你，或者既拯救你又辜负你

185　　今天，我们大多数人生孩子的方式都和我们大多数祖先不同了。我的意思不只是我们已经摆脱了洞穴、奶妈或新生儿高死亡率。分娩方式的很多变化都和技术的进步或期望值的提高有关，而且这种变化很多都是由那些在生育过程中照护我们的机构创造的，也是在那些机构里实现的。

　　如今，生孩子不只意味着宫缩或流血，它甚至都不只跟门诊、超声或羊水有关。它还跟等待、文书工作、医院腕带和病历号有关。对我们很多人来说（当然，不是所有人），怀孕是我们深入现代医疗体系的第一次旅程。怀孕成了一种体验，进入医疗系统意味着你那一直承载着特定自我的身体要被接管，

186　有时那意味着这个身体要第一次受制于各种文书工作和操作规程，有时这个身体要被贴上标签、进行扫描、以各种方式制作成数据。

　　我说"现代医疗系统"的时候，当然包括做产检的门诊办公室，以及接收病人和进行分娩的医院。不过我说的还有

那些你看不到的部分：实验室、保险公司、刚成立的医疗器械公司的销售人员。我说的还有现代医疗体系的**制度**：规程、管理、计算机系统、行政机构。所有这些共同构成了这个复杂、触手伸向各处的庞然大物，它的任务是照顾那些生病或健康的身体。

我们大多数人分娩之后的震惊，大部分来自怀孕、待产以及为照顾一个崭新而脆弱的人所要付出的巨大责任。但我认为，震惊有时是因为见到了庞大、管理严格的医疗系统，看到了它对我们做了什么。当意识到相较于我们的身体，我们对那个系统知道得多么少，多么期待不是这样（这一点我们经常没有意识到），意识到我们放弃了多少权力（是否必须放弃？）时，我们会感到震惊。

…

医疗系统非常庞大，大多数情况下，这么大是有充分理由的。现代医疗体系的建立是为了治疗病得最重的病人。

这意味着现代医疗体系真正擅长的是紧急而复杂的照护。如果你在购物中心的美食广场上感到胸痛，急救人员看到心电图，怀疑是大面积的心梗，你就可以在救护车上看到这种机制发挥作用。在你可以深呼吸之前，你将接受至少三名医生和五名护士的评估，你会被带到一个导管室，并借助一些最现代的微创技术让你的冠状动脉通开。这个过程很安全，极其有效，而且快得不可思议：救护的标准是从担架轮子冲进门槛的那一刻开始算，在 90 分钟内开放为心脏供血的动脉。[1]

有一次，我在早上 6:30 去麻醉后苏醒室看一个病人；她连夜接受了紧急手术，很快就可以去病房了。我看见她丈夫在她床边目瞪口呆。他看着进来的人们：先是涓涓细流，然后是小溪，最后差不多有几百人，都穿着相同的刷手衣。他们每个人进来以后，看看总服务台后面的大任务板，就很有目的地离开了；这是这家大医院 20 个手术间一个典型工作日的人员配备。6:45，大房间里嗡声一片，像蜂巢一样，而日间团队蜂拥而至，接了人数少一些的夜间工作团队的班，为一天忙碌的手术做准备。人们拿着装满消毒器械的托盘来回走动，嘟嘟作响的手推车载着氧气瓶和装满神秘物品的大容器经过。一些穿着刷手衣的人搬着巨大的工具箱；一些人小心翼翼地只拿着一个小瓶子（药品？组织样本？）；还有戴着彩色眼镜的人在为激光手术做准备。

病人在闭着眼休息，但她的丈夫惊叹地盯着这一切。"除了军队，我从来没见过别处是这样的，"他说，"这么……有条理。"

在产科领域，医疗系统的这种条理意味着，如果一位怀孕 36 周的女性因为出血进入一家大型医疗机构，这个系统会确保在 15 分钟内打开静脉通道，抽血送化验，麻醉师开始给她镇静。与此同时，护士会完成术前准备，手术室团队会将所有必需的器械消毒、计数、准备就绪。在那之后，我能在两分钟内把孩子接生出来，几乎每次都能；此时，新生儿团队会在房间里就位，准备好他们的设备，给婴儿进行复苏。做到这些需要数千人，任何

生育笔记：产科医生的真实故事集

单独的医生或部门都无法长期维持这样的准备状态。

根据我的观察，这就是大型医疗系统的设计目标：人们的需求的最高水平、最高灵敏度、最大公约数。但谢天谢地，最终很少有人需要这些。那么，大多数人在大多数时候都需要的东西情况如何呢？没那么紧迫但同样必要的医疗服务情况如何呢？

现代医疗系统就像坦克：它很大、很有力，它可以拯救生命。但它也很沉重，很难掉转方向，这意味着它会从同一批人身上碾过。

我没有告诉苏醒室里那位惊叹于我们的效率的丈夫，他妻子待在急诊科的六个小时里，大部分时间都是在等手术室空出来。我没告诉他，为了让麻醉师连夜处理这个病例，我如何跟他们争论（他们问我："老实说，这真是四级病例吗？她就不能等到早上吗？"），然后我又跟护士进行同样的争论。我没说，开始手术的时候，手术室里没有我们要的设备，为了找它，手术延迟了十分钟。没人丧命，没人有性命之忧。但那种有条理的医疗并不高效，也并不出色。这种低效或者丑陋并不罕见，我们大多数时候都能看到。

然而，这个系统的效率低下可以覆盖破坏性从轻微到巨大的整个范围，在极少数情况下甚至还会危及生命。

...

阿约·阿福拉比因为之前有过一次早产而来我们办公室咨询。有过早产的女性再次发生早产的风险更高。阿约的第一个孩子生得很早——27周，尽管小女孩总体情况还好，但她还是在新生儿重症监护室度过了一段艰难的时光，在那儿待了差不多三个月，早产导致了很多并发症。那个小女孩现在四岁，很活泼，视力有问题，做过一些理疗。她会说话，但说话有点晚，现在讨论她上学时会需要什么帮助还为时尚早。但她在我们门诊跑来跑去，轻松地用蜡笔涂鸦，除了小巧的体形和绿色的大眼镜，她看起来跟其他幼童一样。

阿约又怀孕了，她知道她该来看高危医生。在过去，我们对这样的病人无计可施，但近十年发展出了一种新的疗法，每周注射黄体酮可以降低复发性早产的发生率。

这种注射并不容易，需要每周注射，而且是肌肉内注射：

190 要扎进胳膊或大腿的肌肉里，就像打流感疫苗那样。这意味着注射很疼，也意味着这不是大多数女性可以自己轻松学会的（不同于胰岛素之类的皮下药物注射）。如果操作不当，这种注射会导致诸如出血或者感染之类的风险。而且这种注射有时效性：为了获得最好的效果，要在妊娠相对早期的时候，也就是16—20周左右开始注射。[2]

阿约知道这个。阿约很聪明，她上次分娩以后，有人告诉过她要在孕早期看高危妊娠医生，她记住了。阿约努力遵从那些指导。但她给母胎医学门诊打电话的时候，工作人员告诉她，在得到初级产前保健医生的转诊许可以前，她不能去母胎医学门诊。当她给初级产前保健办公室打电话的时候，那位工作人员告诉她，因为没在产前预约中见过她，他们不能给她转诊。她能为此做一次预约吗？最后产前门诊说，好吧。他们还有一项规定，在可以进行预约以前，患者必须证明胎儿有胎心，通常是在超声上。

所有这些规则都有充分的理由：如果母胎医学门诊允许直接预约，我们这里就会人满为患，其实她们的大多数问题本来可以在产科医生那里得到解决，而真正需要更高医疗水平的病人就没法见到我们。产前门诊会收到大量初次产检的请求，而且初次产检非常耗费资源，要花 45 分钟到 1 小时。鉴于早期流产的比例高达 25%—30%，这些预约很多都会被爽约（这是在胎心政策实施以前），而其他病人要为下次预约等好几个月。通常对医务人员来说，在决定治疗方案（包括向母胎医学门诊转诊）以前，实际和病人见一面、看看病人会是一剂良药。行政高层们制定这些规定都有正当的理由。但对阿约而言，所有这些正当的理由最后都成了坏的规则。

阿约终于想方设法把这些都办完了，最终在大约怀孕 15周的时候来到了母胎医学门诊。在常规的体系中，如果用常规的药物，在怀孕 16—20 周之间开始用上黄体酮应该不是什么问题。但阿约需要的药物 17-己酸羟基黄体酮在上市最初几年用于预防复发性早产时价格惊人。尽管这种药物本身是一种古老的化学物质，只是一种合成黄体酮而已，但出于一系列复杂的经济和管理原因，那时基本上只能以商品名麦凯龙（Makena）买到这种药。[3] 只有一家制药企业生产麦凯龙，价钱令人瞠目，大概是每针 1 440 美元，或者每月大约 6 500 美元。有一种最相似、价格也更低的复方药物可选，但是在出现了一系列感染之后（虽然与产科无关），这种复方药物遭到了美国食品和药品管理局的反对，因此很难找到，通常也不在保险范围内。

公共保险承担阿约怀孕的费用，美国近一半的孕妇都是这样。[4]她的保险公司，事实上是纳税人资金的管理者，在证明有医疗上的必要性之前，不愿意提供这种昂贵的药物。

网站上有一个特殊的表格要填，它的所有内容都超出了阿约的能力范围。事实上，它远远超出了任何未经培训者的能力范围，我们门诊最终指派了一名护士，每周花几个小时处理这些请求。我们做了这项安排，尽管我们无法为护士花的这些时间开账单；因为如果我们没有个懂医学知识的员工花几个小时来处理这些请求，病人们会被难倒。

即便有护士参与，我们收到的保险公司的初步答复也不是什么好消息：保险公司只能支付药品的部分费用，但阿约必须先缴费，然后报销。阿约必须要为一整瓶价值6 500美元的药付费，才能开始接受治疗。现在阿约怀孕16周。

听到这个数字，阿约大笑起来。她的工作是家庭健康助理，这些钱差不多相当于她两个月的收入。对她来说，筹措这么多现金或贷款，然后等着未来某个不确定的时间、不确定的报销金额，那是绝不可能的。

门诊工作人员向保险公司提出了申诉，阿约去了医疗补助办公室。最后，阿约从一家公共保险公司转到了另一家在麦凯龙报销方面政策更宽松的公司。然后重新提交了请求，这次得到了批准。现在阿约怀孕 19 周。

药的问题解决了，下一步的问题是如何让药物进入阿约体内。保险公司已经批准了黄体酮本身的巨额支出，但尚未批准注射服务。

由于病人很难自己完成肌内注射，大多数保险公司都在批准麦凯龙的同时，也批准了护士每周上门进行一次注射。阿约的保险公司在这方面行动不够迅速。她剩下的选择只有每周来一次门诊，让我们的护理人员进行注射。

门诊想让这个过程容易些，所以把这些访视都安排成了不收费的护理访视。但是门诊里发生的每件事都受到门诊系统的限制，因此，我们的电子医疗系统需要阿约在前台登记，等待有空的护士。等真要注射的时候，护士还要有电脑系统里的医嘱，所以还要求医生帮忙。所有这些都要花时间。阿约怀孕已经超过 20 周了，不知道这时候药还有没有用。阿约还有一份按小时计费的工作，以及一个有特殊需要的孩子，所以我印象里她就来注射过一次，也许是两次。但两次路上加注射的时间都耗费了她两个多小时的工作时间。阿约没法维持这个安排，她再也没来打过针。

阿约还是会来看医生和做超声，尽管那也会花时间和金钱。她经常带着女儿一起来，她很小，一直动来动去。

阿约还是很聪明。她知道如果有宫缩就立刻来医院。28 周的时候（就比她上次分娩晚一周），她因为宫缩来了医院，一检查，宫口开了 2 厘米。我们把她收入院，给她用了类固醇，成功让她的宫缩停止了 48 小时。在那之后，阿约的情况稳定了一天，然后就开始了无法遏制的早产，生下一个胎龄将近 29 周的婴儿，体重两磅多一点。孩子直接就去了新生儿重症监护病房，在阿约的预产期之前恐怕都得待在那里。

这次早产可以预防吗？

我不知道。也许可以。

194 肌内黄体酮注射也无法遏制所有早产，只能把概率降低大概三分之一。[5] 但阿约没用黄体酮，所以她要面对全部风险，而不只是部分风险。我不知道最终她会是幸运还是不幸的那一部分。我只知道在对阿约进行产后访视的时候，很难直视她的眼睛。

阿约对黄体酮的需求处于现代医疗系统几条不同主线的交会处：制药公司、保险公司以及门诊；它也处在行政人员、药师、护士和医生的交会处。在那里，就在那个致力于医疗保健的复杂网络的中心，有一个黄体酮状的巨大空洞，对阿约的护理正好从那里掉了下去。

确切来说，所有这些系统都完成了它们的工作：所有的表格都填好了，所有填好的表格都相对及时地得到了处理。但是，没有任何相关的工作把阿约当成一个有紧急、确实需要的个案来对待，没有一张表格用来优化她特殊、个体化的结果。所有规则都得到了遵守，但没人看着阿约说："她在遭罪，这样下去结果会很糟，咱们换一种方式处理这件事吧。"大系统就是这样，这就是系统的本质，即使有人必须要花那笔钱，也没人有权力更改流程，让阿约在她确实需要的时候得到她确实需要的东西。

让阿约失望的医疗系统的每一部分都有规则：门诊、药房、保险公司。这些规则的出台通常都有充分的理由。我觉得大家都会同意，对每个月花纳税人将近 7 000 美元买药这件事进行审查非常合理。

但这只是一个很小的部分。退后一点，我们就会意识到纳税人无论如何都在花钱。阿约和她的孩子都还有医疗救助。阿约的女儿在新生儿重症监护室里每天要花费 1 000—3 000 美元。她要在里面待三个月，谁都能算明白，我们一分钱都没省下。

此外，阿约的女儿还会因为早产付出终身的代价，眼镜、理疗、特殊教育，因为是极早产儿，所有这些干预她可能都会比别人更加需要，其中一些可能会伴随她的余生。不仅在个人层面，即便是单纯去做公共卫生政策的成本-收益分析，产前干预都是令人满意的。因为哪怕是及早省下的一小笔钱，也会让人在一生中指数级地省钱，所以几乎所有产前干预都值得。

事实上，缺乏黄体酮对阿约自己来说也有着昂贵的代价。我的意思不仅是遭罪、失去工作、好多年都要走远路去找专家看病，或者失去重返大学的梦想，尽管这些都是事实。我的意思是，尽管有那么多新闻媒体会说阿约是吸税鬼，是用孩子吸社会血的蚂蟥，但阿约也是一名纳税人。如果她挣得更多，她交的税很可能也就更多，但她无法在照顾一个（现在可能是两个）有特殊需要的孩子的同时挣更多钱。对那些会做算术的人来说，这是早产把我们的钱花光的另一种方式。

当然，和痛苦、疼痛、恐惧、早产儿大脑损伤之类的其他事情相比，钱算不上什么。但对于那些只想要电子表格的人来说，这些数字本身就相当糟糕。事实证明这既愚蠢又昂贵，不仅对阿约来说如此，对你和我来说也是如此，因为我们是这个社会的一部分，是这个当阿约和她的孩子健康、有创造力时才会获益的社会的一部分。

196 阿约的问题在很大程度上与医疗系统的本质有关。医疗系统是一个以人体健康为基本贸易单元的产业。它是我们的基本标准，我们经济里的小部件。[6] 作为一个系统，它的主要功能是让里面的每个小部件完全相同。

每个人都是一个个体，我们的身体和我们的个性一样独特和不可复制。但在一个负责不断变化的人体的系统中，我们最终会将它们视作相同的东西。我们将你、你的身体、你灵魂的殿堂、有酒窝、左臀部有雀斑、右膝后方有奇怪咔嗒声的人，统统标准化。如果你或你的身体不适应这个系统，那么，被迫改变的通常不会是这个系统。

我认识一个名叫乔安娜的女人。她患有慢性病，需要呼吸支持，她做了永久性气管造口，间歇用呼吸机呼吸，即使外出活动时也是这样。她从小就有这种渐进性疾病，而且永远不会好转。随着时间推移，为了最大限度地提高她的活动能力和生活质量，她做了气管造口，用上了呼吸机，没有这个她会死。但从还是个孩子的时候起，几十年来她一直是自己打理呼吸机，目的是尽可能过上正常的生活。尽管有气管造口，但她还是自己学说话，正常工作，上大学，最后还读了研究生。那个通气口是为她的特殊需求设置的，让她能活动、独立，并且尽可能自由。

终于有一天，乔安娜住进了医院，这对患有慢性病的人来说并不少见。这家医院的工作人员不想让乔安娜用她的呼吸机。那个科室的目标是康复，也就是让每位患者"断奶"，直197到他们不再需要呼吸机。因此，他们用的呼吸机是不能移动的，连在墙上。他们想让她用那个呼吸机，要么什么都不用。他们觉得她不能用她自己的那个呼吸机，因为他们没有有资质的人员去维护它。到这里为止还可以理解，我们都能理解医院为什么会选择适合其患者群体的呼吸机，以及医院为什么不应该在没有持证人员的情况下管理医疗设备。

但乔安娜还没从中风或车祸中恢复过来，这是她永久的身体，长期需要呼吸机。对乔安娜来说，"断奶"永远不可能，也永远不会成为目标。

最后，乔安娜在住院期间做出了这样的选择：用医院的呼吸机或完全不用呼吸机。医院提供他们的呼吸机并对其进行维护，但他们的机器只能在乔安娜困在床上的时候用。这台机器对乔安娜来说很可怕，她做出了那么多努力就是为了尽可能进行活动，她害怕被永远困在床上。所以乔安娜会试着走几步，试图在没有呼吸机的情况下保持活动，但没了呼吸机，即便稍微走几步也会让她觉得疲惫无力，乔安娜知道会这样，她跟他们说过。乔安娜最终会精疲力竭，病情加重，只能连在他们的呼吸机上，也就是困在床上。然后她可能会好一点，再试着走走，一次又一次地重复这个循环。在她住院的几周里，乔安娜的病情会加重，所以他们能让她在医院的机器上"好转"，然后病情加重，然后"好转"，直到她最终离开那里，用回自己的呼吸机。

所有这些决定本身都是可以理解的，甚至是明智的。医院不该使用他们无法安全维护的呼吸机。他们选的是适合 99% 的患者的呼吸机和资格认证。但乔安娜不是那 99% 的患者，他们差点害死她。

像大多数系统一样，这些规则很合理，甚至很好。只不过它们是系统性的，没有适配个人需求的空间，即便忽视这些需求可能是致命的。在这种情况下，一个系统会将一个个体强行放进它的方形里，而不管这有多么不匹配。系统把乔安娜塞进了那个方形里，直到她病得足以适合那里，几乎永远适合那里。

...

我们对待阿约和乔安娜的方式都是标准化的，标准化可能会让人不舒服，而且经常具有破坏性；将人形的人强行塞进方形的盒子可能会造成伤害和破坏。这也是我们人类社会取得进步的方式。接受标准尺寸的公制单位是西方文明开始繁荣的原因，将我们的货物强行塞进集装箱跨越大西洋是全球贸易变得可行又廉价的原因。[7] 系统可以做到的事是惊人的。在医疗系统里，除非我们让人们填写表格、清单并遵守流程，否则情况永远都不会好转。

人们很容易对管理人员、系统、行政机构感到愤怒，很容易对那些甚至不愿从办公桌上抬起头的卡夫卡式踢皮球的人感到愤怒。不过，让我们来说说那个诊室，那个在产前保健医生转诊之前不许阿约进行母胎医学预约的诊室。我承认，这规矩是我定的；用大型机构的恰当语言来说，我是开发这项工作流程的管理人员之一。也就是说，我曾经就是那个行政人员，医疗系统里那个把文件推到别人面前的人（现在是电子邮件，令人难以置信、汹涌而来、堆积得像海啸那么高的电子邮件）。老实说，这些工作是我做过的工作里最让我满意的。因为我可以试着解决问题，而不是抱怨母胎医学的病人为何得不到预约。我可以一次性为很多人解决问题，而不是每次只为一个病人解决问题。

还有一个例子。很久以前，产科医生将37周称为"足月妊娠"，意思是妊娠已经完成了，胎儿已经准备好来到这个世界上了。但是从某个时候开始，医学界开始注意到这并非总是正确。我们以为的"足月"妊娠并不是一个同质的群体，并不是所有妊娠的周数都一样。事实证明37—39周之间出生的婴儿，尤其是那些非自然分娩的婴儿情况更差。他们有更多眼前的问题，有更多住进新生儿重症监护室，也有更多需要呼吸支

199

持。更糟糕的是，这些婴儿的长期死亡率更高，高出 63%。[8]（在这一点上，每一位负责任的统计学家都会提醒我们，美国婴儿的绝对死亡风险极低，每 1 000 名活着出生的婴儿中不足 6 人死亡；即便在此基础上升高 63%，实际比例也很低。然而，我们讨论的是孩子的死亡，这时候即便是在很低的基线风险上增加 63%，看起来也是值得避免的。）

很多研究压倒性地显示了同一个结论：如果不是出于医学上的必要，选择在 39 周之前分娩并非明智之举。有一段时间，什么都没有变。医生保持着他们自己的工作方式，大多还是像之前那样做。最终，全国性的指南做出了修改，术语也更新了。医学界不再将 37 周称为"足月"，而是对术语进行了扩展：现在 37—39 周是"早期儿"，39 周才是更严格意义上的"足月"。相应地，大型的国家机构修改了建议何时分娩的指南。

这些修改出来的时候我还是一名年轻的住院医师。人们会阅读新的指南，点头称是，但面对一位很难受的孕妇，或者家人在镇上的孕妇时，他们还是会像以前那样在 37 周以后安排剖宫产，什么都没变。

我自己试图改变现状。我只安排 39 周以后的病人，还试图抵制那些让我协助分娩早期儿的同事。但是我孤军奋战，这场战斗注定无法获胜，还让人很不高兴。最后，我放弃了。

然后，有些事情发生了变化，既不爆炸性，也不让人兴奋，甚至都不是很有意思。事实证明，坏的医疗最终不是以砰的一声，而是以一声呜咽结束的，被行政系统速度缓慢的砂轮碾碎了。

有一天，医院管理部门宣布要对 39 周之前的每一次引产和剖宫产进行审查。如果在病历中找不到医学原因，就会联系医生对病历进行复审，并要求他们为自己的决定做出解释。如果找不到分娩早期儿的医学原因，护士就会给医生打电话确认并记录下来。就这样：电子表格里会打上一个叉。有一天，这些叉可能会被合计，或随时间推移统计出某种趋势。最终可能会有一个图表，上面的柱状图会显示出医疗实践的模式。但眼下，这些都还没实行，只有一个电话和电子表格里的叉。

在我工作的医院，这些叉从未被公开使用过。没有基于早期儿分娩率更改收费或进行补偿的计划，不涉及惩罚措施，也没有将这些信息公之于众甚至供同事使用的计划。全部的干预就是对这个问题的关注，仅此而已。

然而，这就够了。有了电子表格里的那个叉，医生们开始改变他们的做法。我在我们医院的文化中看到了这一点，医生们讨厌接到护士的电话，讨厌在他们明知道那不是最好的方案时被迫对他们为什么那样选择进行解释，讨厌拿到自己的统计数据，上面白纸黑字地指出他们经常不遵守自己明知道的指南。他们讨厌行政办公室有人盯着他们。

很快，他们对这件事的讨厌程度，就超过了向患者解释为什么不能提前一周引产，或者为什么不能在祖母回加利福尼亚之前剖宫产。我们医院的文化变了。仅仅出于一些无足轻重的原因在 38 周进行剖宫产的情况越来越少见，我们医院早期儿的出生率下降了。早期儿分娩的下降在全国范围内也实现了。9

个人解决这种全院范围的棘手问题能力有限。只有系统才能有效地解决这种不良医疗。行政机构有这种权力，有制作电子表格的权力，有找出行为不当人员的权力。只需要对这种行为进行关注，就能改变这种行为。

…

系统化也很强大，因为它可以让事情运转得更好。无须升级我们老旧的笨重设备、古老的工作流程，只要将我们做事的方式标准化就可以大有作为。如果我们愿意作为一个系统而非个体工作，神奇的事情就会发生。我最喜欢的一个例子是大量输血方案（massive transfusion protocol，简称 MTP）。

一天晚上，在接连两场无并发症的分娩之后，我参与了露西·菲茨罗伊的分娩。孩子在凌晨 4:06 出生。我正在等胎盘分娩出来。我当时可能正在想念值班室那张并不舒服的床。

4:10，胎盘分娩出来了，完整且正常。

但到了 4:11，子宫不收缩了。如果子宫不收缩，它就会像大型车祸、枪伤或战争中的伤者那样出血，这种出血方式在其他时候很罕见。子宫出血的时候，所有为滋养胎儿建立起来的血管都会打开，血流满地。我有一个以黑色幽默著称的住院医师朋友，她将其称为"听得见的流血"。这时你就知道那个病人遇到大麻烦了，因为你都能听见血溅到地板上的声音。

那个凌晨，我们就遇上了"听得见的流血"。出血一开始，我就开始了简单的步骤：子宫按摩、用药。我放了一根导尿管排空露西的膀胱，帮助子宫收缩，但是没有起到作用。当失血量接近 1 000 毫升的时候，按照方案我要求输血。我启动了大量输血方案。

我叫了麻醉师和护士来帮忙。他们来了以后，又请求了更多帮助。他们开放了额外的静脉通道；我们灌进去更多的药，但还是没起作用。

我向露西和她丈夫解释当时的情况，告诉他们要去手术室。我跟他们说我也不完全确定我们会在手术室怎么做，但我们必须立刻就去，因为她有生命危险。露西的丈夫眼睛瞪得很大，点了点头。露西自己昏昏欲睡，挣扎着说了一两个字。她就要因失血而休克了。

我们带露西去了手术室。我叫了妇科肿瘤科的同事来帮忙做手术。麻醉让她一路都睡着，她喉咙里还插着一根管子。血液制品通过两个静脉注射点灌进露西体内，但还是跟不上她出血的速度。

我们打开露西的肚子。我们碰到的一切都在出血，针头扎的每个孔、电刀碰到的每个部位都在出血。早上 5:30，我们知道必须得切子宫了。早上 6:15，手术不到一小时，子宫就要切下来了，但露西还是在出血。我几乎已经做了所有能做的事情，我叫来帮忙的人也是如此。我心中有一种沉重的、令人恶心的确定性：这个新妈妈快要死了。我在职业生涯中只有过一两次这种感觉。

露西没有死，但那不是因为我做了什么不同寻常的事，最后也不是什么人的专业知识救了她。

露西没有死，主要是因为从发现她出血的那一刻起，大量输血方案就被激活了。她接受了大量的血液制品，毫不迟疑。大量输血方案救了她的命。

以下是我们过去在这种情况下输血的老办法。我们耗时良久，思虑再三。我们要做实验室检测，用数学公式计算。以前，我们等着，我们制订治疗方案，我们会一直等到用血的需求被异常的生命体征或化验结果证实。然后我们只给她足以纠正这些异常的血液制品，不会多给。输血的量，什么时候多输血，输哪种血液制品，都是根据个体状况定制的。

现代医学已经从战争，以及发生在年轻、既往健康的人群（相较于大多数患病住院的老年人群，这个人群与孕妇的情况更相像）身上的大失血中了解了大量输血。随着时间的推移，我们已经了解到：当一个年轻健康的躯体表现出失血的压力时，往往为时已晚。一旦失血量达到某个程度，患者就很难维持凝血功能和生命体征，身体就会进入凝血不良导致更多出血再导致生命体征不稳和死亡的加速螺旋。

所以我们把一切都改了。不再是外科医生要血、决定用哪种血液制品、等血检结果，现在整个过程都是自动化的。一旦启动大量输血方案，就会有人送来一个装有按比例配制好的血制品的冷藏箱，这个比例（1单位红细胞：1单位血小板：1单位血浆）对大多数人都最有效。这样的冷藏箱会一箱接一箱地送过来，直到外科团队告诉血库不用再送了。在患者的化验结果正常以前，我们不会停止输血[1]，我们甚至不会送实验室检测。相反，我们不假思索地输血，多输，不会停下来思考，直到出血停止。我们认为这可能意味着会有更多的人活下来。10

你知道大量输血方案实际上是什么吗？这不是新的技术或新的计算机系统，我们输血的历史已经将近三百年了，而且在过去五十年中它几乎没什么变化。大量输血方案所涉及的外科、麻醉科和血库工作人员在这个方案出现之前就有。大量输血方案的不同之处在于标准化：医院各个部门的管理人员坐在一起，就一项流程达成一致。他们同意对这种情况下的每一个病人做同样的事情。大量输血方案只是一份清单以及按照清单办事的协议。这是行政委员会的工作，在一个沉闷的周二下午，在一间没有窗户的会议室里就完成了。没有这个方案，露西就死了。

…

如今，行政委员会的工作在美国变得越来越重要。个体医生的小规模执业接近绝迹，美国大部分医生都在为大型医院或大型医院组成的庞大网络工作。医生的系统化这项变化，也是系统的结果。这既是大型系统的负担，也是其力量所在。

对小规模执业而言，要想有足够的资源应对复杂到变态的保险业，或者与多家医院进行适当的配合，已经越来越不可能

---

[1] 此处原文为"不会给患者输血"，疑为笔误。

了，经济上也越来越不可持续。建立电子病历成本高昂，在处方和其他必要功能都要数字化的时代，如果没有电子病历，执业会越来越困难。以个体身份执业越来越难，这么做的人也越来越少。实际上，我们这一代人从来没想过要那么做。我在医学培训结束时想的是，我要加入一个大医院的大科室的大团队，我班里所有的朋友几乎也都是这么想的。

因此，你认识和喜爱的医生大多都不只是现代医疗系统的导航者和提供者，他们同时也要臣服于它。医生也是小部件和电子表格里的单元格。在这个美丽新世界里，我们很少有人是个体。这个现实让我的大部分患者都感到很吃惊。我的病人们不是看着一位好心的医生治好了全镇人的电视剧长大的，[11] 他们是看着《实习医生格蕾》[1] 长大的。但不知道为什么，他们还是期待有私人医生，他们发现这种人已经不复存在时还是很沮丧。我的患者们，还有我的见多识广的朋友们，花了数周数月去寻找合适的助产士、合适的医生，然后震惊又失望地发现另一个医生可能会给她们接生，一位她们在分娩之前可能根本没见过的医生。

每一天都有病人问我，我会不会给她们接生。不会，我必须这么回答，几乎肯定不会。我是一个大科室的一部分，我只有值班那几天在产房，一个月两次。我试图解释这样做的好

---

[1]《实习医生格蕾》(*Grey's Anatomy*，字面意思是"格蕾的解剖学")，美国广播公司于 2005 年推出的一部医疗主题电视剧，到 2022 年已播出 19 季。

处：医院里总有医生在产房上班，医生也不用在产房和门诊之间来回奔波，又累又不安全。

永远都不会有人对这个解释感到满意。她们感到失望，或许更甚于此：背叛和抛弃。我不得不跟她们解释，尽管我指导她们选择分娩方式，也安排了她们的剖宫产，她们还是会在手术当天早晨第一次见到给她们接生的医生。"我们所有的医生都很棒，"我热情地说，"真的。"这些都没用。但事实证明，在医疗系统里，不只病人是通用商品，医生也是。对患者而言，接受这一点很困难。

但是对于医生而言，以这种方式成为系统的一部分也很难。当然，没有患者那么难，毕竟接受治疗的不是我们的身体。但是融入这个庞大的系统很困难。和患者一起努力，和患者一起担心，和患者一起忍耐数周数月的担忧，然后又无法亲眼见证你努力安排和实现的分娩，这确实很困难。另一方面，在上午9点与患者会面并让她们相信，卡尔科夫斯基医生是一名完全有资质的外科医生，卡尔科夫斯基医生熟悉你的病历，如果你今天想做剖宫产，卡尔科夫斯基医生基本就是你唯一的选择，这很让人泄气。一路走来都很难。

医疗系统是一辆坦克，它不认可患者的个人需求，也不认可医生的个人需求。我们也是系统里的小部件。正因为如此，这个系统才是一个更强大、更高效的系统。但一个人当一段时间小部件后会磨损，尤其是当这个人认为自己应该是**那位**医生，而实际上永远只是**一位**医生的时候。

　　当然，事情也不总是这样。在人类历史的大部分时间里，生孩子是女性在家里做的事，非制度化，非系统化，非标准化。这是女人和其他女人在自己家里做的事，通常在她们自己的床上。

　　回顾美国怀孕和分娩的历史会很有启发。朱迪思·沃尔泽·莱维特在其杰出著作《带到床上：1750—1950 年的美国生育》中，深入探讨了前工业时代和工业时代美国的生育体验。[12] 她指出了一些在医院外和医疗系统外分娩的巨大优势。照顾孕妇的人通常（尽管不总是）是熟人，而且总是女性，在家还可以对环境有所控制。

208　　但是，当然，这也有显著的不足。在任何时候，都会出现女性在分娩时和分娩后的死亡。工业时代以前，美国孕产妇的死亡率很高。女性在怀孕期间的信件和日记里那令人心碎的清晰描述总是让人不忍卒读。1890 年，南妮·史迪威·杰克逊在她的孕期日记里写道："我告诉她如果我死了，照顾好莉齐和苏（杰克逊的前两个孩子），还有不要把我埋在这里。"怀孕的克拉拉·克劳夫·伦鲁特在 1891 年写道："我忽然觉得我可能活不下去了……我想如果我死了，留下一个小女儿，他们会叫她'克拉拉'。我想生下孩子。"就像莱维特说的："在美国历史的大部分时间里，女性分娩体验的一个重要部分就是她们对在分娩中死去或受到永久性伤害的预期。"[13]

女性自然想要改变这种体验。第一个改变是邀请医生——男医生——到家里分娩。在 20 世纪早期，寻求安全性是分娩开始进入医院的一个原因。

进入医院还有别的原因。产科机构针对助产士进行的往往相当恶毒的反对运动，起了很大作用。[14] 在进步时代，尤其是 1910 年著名的《弗莱克斯纳报告》（Flexner Report）发表以后，迅速专业化的医疗保健系统进一步加速了在医院分娩的趋势。[15] 后来医院有了麻醉。此外，女性也经常会缺少家庭分娩所需的团队，女性依赖的很多网络都已经被 20 世纪中期美国的人口流动和城市化摧毁了。[16]

不过，莱维特还说，女性开始去医院分娩的主要原因是他们想要更安全的分娩。随着医院总体变得据说更加安全——细菌理论开始被广泛接受，无菌技术在医疗机构广为应用——上层和中产阶层女性开始想方设法去医院分娩，很快其他人就开始效仿。到 1940 年，美国有 55% 的分娩都是在医院进行；到 1950 年，这个比例接近 90%；到 1960 年，除了一些偏远的农村地区，几乎没有美国女性在家生孩子了。[17]

最初几年，医院分娩在安全性方面的优势更多是一种名声而非现实。医疗系统做出的承诺没有兑现：一开始，医院里的孕产妇死亡率更高，尤其在 20 世纪 20 年代，城市里的产后感染率增加了，这表明医院可能助长了与生育相关的感染。[18]

那时候，女性本来可以离开医院回到家里分娩，但事实并非如此，至少在当时不是这样。医院里的分娩数目在增加，医疗机构内的待产和分娩比例开始稳固下来，医疗系统也开始负起责任，调查自己在分娩护理上的不足。

到 20 世纪 30 年代早期，医生们因为可预防的女性产后死亡感到自责就很寻常了。[19] 在那十年里，无数医生和很多机构都有记录，证明医生和医院加剧了孕妇面临的危险，其中包括纽约医学科学院发布的一份具有里程碑意义的报告，该报告称，超过一半产妇的死亡都是医生的错误导致的，医院加剧了分娩的危险。[20]

在这些曝光的帮助下，通过加强对可预防性死亡的记录，当时的顶级医院做了大型系统做的事：它们走向了医院产科的规章制度和标准化。它们减少了手术和镇静药的过度使用和误用。到 20 世纪四五十年代，医院的管理有所加强，并在一定程度上成功减少了感染和出血这两个导致孕产妇死亡的最大风险。到 20 世纪中叶，美国的分娩就比以往任何时候都更安全了。[21]

20 世纪初，女性开始去医院分娩的时候，在大型机构分娩并不会更安全。但女性想让它更安全，需要它更安全。为了安全分娩，那些女性要求将自己纳入医疗系统的正规机构。面对这些患者，医疗系统使用了既有的工具：系统化、标准化、行政化。最终，这些女性获得了她们所寻求的更安全的医院分娩。

这还不是故事的结局：20 世纪 50 年代，女性对住院分娩越来越不满，因为在医院分娩意味着她们会失去对自己体验和身体的控制。20 世纪中期以后，女性开始呼吁改变医院这些常规操作，这样她们就能在安全分娩的同时也让自己的自主性和尊严得到尊重了。她们呼吁将家庭分娩的温暖和亲密，与她们期待从医院护理中获得的安全和卫生结合起来。[22] 变化出现了。例如，在 50 年代，著名女演员朱莉·哈里斯（Julie Harris）为了让丈夫和她一起进产房，进行了一场极其公开的斗争，现在分娩时，这种来自伴侣的支持就既在预期之内又很常规了。

近来，女性甚至要求在生育系统中有更多变化。然而，女性这次不是倡导在医院系统内进行改变，而是要离开医院系统。美国计划性家庭分娩的增加主要发生在高收入女性中，一百多年前，正是这个社会经济群体引领了生育进医院的运动。这种变化的原因很多，其中就包括我们文化中对科学和专业知识与日俱增的不信任。[23] 这些女性中有很多人都在寻求一条道路，摆脱现代医疗系统所代表的系统化、标准化和行政化。

这种选择对一些人来说很有吸引力，这可以理解：在保留医院分娩安全性的同时，还有在医疗机构之外的舒适性和个体化。但你能假定那样安全吗？事实证明这个问题很难回答。有关家庭分娩安全性的数据复杂多样，研究通常很难进行。首先，对系统之外的人进行研究总是很难。另一方面，把计划性家庭分娩的人和在去产科的路上无意中把孩子生在医院停车场的人区分开来也很难。

迄今对计划性家庭分娩的最佳研究表明，诸如阴道手术助产、剖宫产和会阴侧切之类的干预有所减少，不过，通常对于想要在家分娩的低风险女性来说，更低的数字本来也在预料之中。一些研究发现新生儿死亡率明显增加了，大约是医院分娩的三倍，但其他研究对此有所质疑。[24]

很重要的一点是，几乎所有关于计划性家庭分娩的严格对照研究，其研究对象都是由受过高等教育、获得资格认证、能很好融入医疗保健系统的助产士提供的护理，而且研究的纳入标准极其严格，只纳入那些风险最低的女性。[25] 尤其重要的一点是，在纳入标准更为宽松的计划性家庭分娩中，研究结果确实显示新生儿的死亡率明显升高。[26]

这里有一个重要的区别，因为在美国，计划性家庭分娩可以意味着由各种不同的医生带来的截然不同的体验。在许多州，对许多女性来说，家庭分娩都处于医疗体系之外，并且这种设计是有意的。（在一些州，计划性家庭分娩甚至是法外之事。[27]）根据不同州和女性的偏好，美国的计划性家庭分娩通常不在任何系统化、标准化的动机之内。

以资格审查和教育为例。在很多州，家庭分娩几乎从来不由医生接生，在少数情况下，家庭分娩是由受过高等教育、有认证的护士助产士（certified nurse midwife，简称 CNM）或认证助产士（certified midwife，简称 CM）这种受监管的专业人员进行。[28] 这意味着家庭分娩的接生人员可能是认证的护士助产士或者认证助产士，但他们持有的也可能是监管没那么严格的证书，比如认证专业助产士（certified professional midwife，简称 CPM）。大约有 30 个州对专业助产士进行认证和监管。[29]但在有认证证书的专业助产士内部，教育水平的要求和各州的监管情况也各有不同，差别很大。[30]

在没有认证专业助产士的州，给家庭分娩接生的人不一定有这些或任何特定的学位或认证。也许他们有，只是在这些州，这些接生人员不在监管范围内。[31]

在不受监管的州，接生人员可能有各种各样的认证，或者什么认证都没有；他们可能有形形色色的经验性知识，或者连这些经验性知识都没有；他们可能会开展基于科学或循证的治疗，也可能不会；他们可能拿不到我每天都用来产后止血的药，因为那些是处方药（只有进入系统的人才能获得）。很多这样的接生人员可能比我更了解正常分娩，但很多人可能非常不了解如何识别和应对并发症。在这些州，没人会检查，因为验证资质这种事只有在系统里才会发生。

213

当不是每件事都绝对没问题的时候，会发生什么？从计划性家庭分娩转为医院分娩的情况并不少见。10%—40% 的计划性家庭分娩患者会在进入产程以后被转去医院。[32] 置身系统之外意味着当需要的时候再进入系统非常困难。在很多计划性家庭分娩中，接生人员都和医院或医生没有联系。目前还没有将治疗转到医院的统一标准，也没有快速进行转移的流程。任何在产科工作的人都知道情况变化会有多快。

我在医院工作，所以我自然只见过有问题的家庭分娩、需要转移的家庭分娩、失败的家庭分娩。这当然不公平，因为我永远都看不到那些进展顺利的家庭分娩。尽管我有过非常特殊的经历，但我知道大多数计划性家庭分娩都很顺利。它们中的很多都比我们系统内的效果更好，即便我们有这么多资源。不过，鉴于我的训练和我的经验，我是一个有偏见的观察者。

我实际看到的那些计划性家庭分娩，也就是需要转移到医**214**院的和失败的家庭分娩，尤其清楚地展示了当系统以外的人迫切需要跨过系统内外之间的那条鸿沟时会发生什么，以及这条鸿沟会让人付出什么样的代价。

我记得特别清楚的一个病例，是一名之前做过两次剖宫产的女性，她非常想进行阴道分娩。那时产科所有的指南都禁止她这样做，因为根据所有产科规则制定机构的看法，她子宫破裂的概率高得让人难以接受（参见第六章）。她的要求和计划遭到了美国西南部她家附近很多家医院的拒绝。那时候认证专业助产士还没出现，最后她找到了一位女性，那位女性在想要避开医院的孕妇圈子里很有名，是个没有正式护理或医疗背景的接生员。她保证不让这位病人进医院。患者把家搬到了我们城市里离这位接生员不远的地方，等着分娩。

开始分娩那天，在经过好几个小时的宫缩以后，那个接生员紧急把患者送到了医院。我永远都不会知道最终是什么让她这么做了。我记得患者宫口开到 6 厘米已经好几个小时了，胎粪很厚。胎心有下降吗？我不知道那个接生员有没有间断或全程监护胎心。患者可能也有发热。我只记得什么都不清楚，往医院转得不明不白，没有记录，没有任何我们照护患者所需的数据。没有人叫过救护车，患者是由那位接生员开着一辆普通的汽车，在拥挤的公路上一路打着双闪送来的。当时我资历尚浅，现在已经记不清那位患者的情况了，但我确实记得一给她连上胎心监护仪，看到的情况就令人非常担忧，所以她马上就被送进了手术室。我记得她被耽搁了，因为给脱水的分娩病人做静脉注射非常困难。我记得那位高年资住院医师说手术很困难，因为同一个器官曾做过两次手术，而分娩被耽误了就更难了。我记得这次分娩之后的几天里关于婴儿有很多传言，开始是说阿普加评分低，后来又说脑电图和大脑活动异常。

我不知道那个故事的结局如何，我也不知道那个孩子现在怎么样了。我唯一记得的就是手术之后那天，产科早上查房的时候大家都在生气地嘟囔：有人生气是因为对患者的管理如此糟糕，没有早几个小时、几天或几个月做出转移的决定。所有年轻医生都说那个患者本来就绝不该在院外待产；有人生气是因为那个状况不好的婴儿，我们本来可以救这个孩子；还有人生气是因为那个患者，她好像对发生的这一切都很茫然，只是震惊于她对自己身体、对接生员的信任没能实现。

我认为医生们之所以生气，还因为接触这种创伤性病例对我们而言也是一种创伤。这位接生员的处理让我们所有人都陷入了困境，现在我们都成了一场并非由我们造成也并非由我们选择的灾难的参与者。有的人拒绝我们的系统以及与系统有关的各种资源，拒绝我们的工作、教育和专业知识，直到她们进入系统、迫切需要所有这些东西的那一刻。她们需要我们的所有才能，恰恰在这些才能不够用也不可能够用的时候，恰恰在我们可能会让她们失望的时候。

　　早上查房的时候，产房的主任，一位受人尊敬头发花白的教授，特意站起来强调了一点。他大概是这么说的："要知道，我把那位接生员请到了手术室里，和我们一起工作。事后我问了她的意见。今天我还会给她打电话讨论这个病人。我这么做并不是因为我同意她的做法，我也不认为她比我、比我们更懂产科。我总体上不同意她处理病人的方式，我尤其为这个病人感到难过。但我知道，如果我让她参与护理，如果我不把她和病人分开，如果我向她表示我尊重她的判断，也许她下一次就不会再犹豫这么长时间才把病人送到我们这里来了。这就是我想让你们从这个病例里学到的东西。"

　　那位接生员的世界和我们医院的世界之间隔着一条鸿沟，一条对这个病人来说在需要时花了太长时间才跨过的鸿沟。之后，产房的主任试图弥合这条鸿沟。他知道外面还有其他病人在做出这样的选择，他想给这些病人——这些会继续离开医疗系统，在一个与他没有其他联系或关系的世界里分娩的病人——最好的东西。回想当时那种高尚又正确的行为，我为我们医院的高贵品质感到自豪。

　　当时在那个嘈杂的会议室里，我没有想到患者怀孕早期能有的选择很少。当时我并没有觉得，因为系统对待她的方式，她仅有的选择对她来说很糟糕。她要么同意做她不想做的大手术，要么离开医疗系统。

我没想到的是，导致这种状况、造成这种损害的不只是接生员或病人做出的选择，我们和各种机构（包括西南部的医院、东北部的医院，以及编写剖宫产术后阴道分娩指南的专业协会）也造成了一些这样的选择。富足的系统如此沉醉于我们资源的富足和合法性，我们甚至都没有看到她们，把那些财富都留给了我们自己。我们是否本来可以有办法，让做完风险咨询的病人在我们的机构内待产？我们能不能为她创造一种办法，让她待在我们的系统内，而且还拥有对自己身体的自主权？有没有办法让她在拒绝我们的建议的同时还能利用我们的财富？

现在回头看，我觉得必须要有一种更好的办法。为什么会有这个赤裸裸的二分法，要么在系统外，要么完全在系统内？有中间道路吗？

在荷兰，家庭分娩的情况就完全不同。计划性家庭分娩是一种相对常见的选择，荷兰 20% 的女性都有过。但对她们来说，这个选择并非游离于医疗体系之外。在荷兰，计划性家庭分娩是医疗保健的一个组成部分。关于什么样的患者有资格进行计划性家庭分娩有严格的指南，助产士都有认证，常规的产妇转移和产科急症都有相关的规程。

女性在家待产，并且大部分都在家分娩，但即便她们不在医院里，她们在这么做的时候也会享受到系统的好处。她们的分娩有规程，有提前建立起来的联系：她们家里有一位注册助产士，如果需要的话，医院里还有可以随时寻求建议的负责的医生。她们可以保留个体身份，但还是可以使用安全程序和转移协议。她们可以同时在系统内和系统外。

...

因此，鸿沟是有办法跨越的。总有一天，会有更多创造性的方法来优先处理患者（甚至可能是医生）个人完全独特的体验，与此同时她们还能从大型系统中获益。

就像我今天，正在女儿的病床旁写下这些。她三岁了。她去睡觉的时候还好好的，就是有点流鼻涕。凌晨 2 点，我听到她气喘吁吁，透不过气来，憋气。她的眼睛睁得很大，呼吸困难到哭不出来。我迷迷糊糊的，很害怕也很困惑。我穿上裤子，背上她冲出了公寓。不到十分钟，我们就到了一家大医院。我冲进急诊室大厅，一点医学上的冷静都没有，大声喊"呼吸困难，呼吸困难！"。秘书听到她的喘息声，招手示意我们进去：去吧！去找医生！我们没有登记就冲进了病人等候区，一堆护士和一位医生围住了我们。不到五分钟，我女儿就完成评估开始接受治疗了，不到十分钟，她就能哭出来了。

但那种时刻没有继续，医疗系统有它自己的要求。我女儿刚脱离急性呼吸窘迫，医生们就让我到前台去。"你要是不在系统里给她登记，我们就没法给她开药，"他们说，"只要几分钟。"我不想离开她，哪怕就一会儿，她还这么小，但那是系统的要求。我捏了捏她的手跑回前台，从背包里掏出她的医保卡在那位秘书面前晃，她以令人痛苦的缓慢节奏点击着她的屏幕。

今天下午，差不多 24 小时以后，我的孩子还在一遍又一遍地说她自己待着的那几分钟："我不想让你离开我，妈妈。你为什么要离开我，妈妈？"

"对不起，我也不想那样，亲爱的。可是我没办法。"

这样的对话我们重复了两遍、五遍、十遍。

可是我必须得离开她吗？儿科急诊系统可能每天都在处理类似的情况，他们就不能想出一个更好的办法来给小患者们登记吗？但这是系统的要求，我没有讨价还价的资格。

今天也是如此，我的孩子呼吸很顺畅，我们准备回家，我们已经准备好几个小时了。我们正在等常规的文书，那是些什么用都没有的表格，我不需要，但系统需要，有个实习生正在整理。这几个小时里，我女儿拆了浴室里的厕纸机，看了动画片，还在最后睡过去之前反复问过我："你为什么离开我，妈妈？"

她静静地睡着，不过还有黑眼圈。我把灯关了。儿科住院医师经过，跟我保证文书工作一个小时之内会弄完，最多两个小时。我在那儿坐着，不舒服地待在孩子旁边的床上，在被血氧监护仪上的数字照亮的黑暗里打字。我看着她呼吸，也在她身边呼吸着，一个小时，两个小时，现在已经快三个小时了。

这时候，等着系统缓慢整理完她的病历，并将她珍贵的小小身体编入索引，医疗系统所有那些愚蠢、那句"你为什么离开我，妈妈？"、那些文书工作、那些延误，都显得微不足道了。对我来说，它们不值一提。在这房间的微光里，我的孩子在我左肘窝里呼吸着，我更多感到的是对医疗系统深深的感激。我现在就能为自己对系统深深的感激之情哭出来，对我们在无法呼吸时，于凌晨2点冲进去的系统表示感激。我们会呼吸顺畅地出院，文书工作不管什么时候完成都行。

产后及未来

第十章
医疗护理中的孕产妇死亡和种族差异：
难以明言且难逃干系

有时候，就连我们这些在这儿工作的人都忘了女性会死。

很久之前，我给住院医师进行了一天沟通技巧培训。我们选择将死胎作为我们的模拟场景（参见第七章）。

"嚯，"我一位同事说，"你对他们也太严了吧？你这上来就是核武器。"

我大声说："信不信由你，这个主题是他们要求的。"

但我心里说："死胎不是核武器，女性死亡才是。我们的末日不是胎儿死亡，而是孕产妇死亡。你懂的。"

谢天谢地，孕产妇的死亡率很低。远低于胎儿死亡率。它罕见到有时候我们都能假装它根本不会发生。但它确实会发
生：女性在怀孕期间和之后经常会死去。更令人担忧的是，与十年前相比，女性在怀孕期间和之后死亡的数量更多了。不知道为什么，尽管我们尽了最大的努力，但我们在这方面正变得更糟，而不是更好。[1]

就绝对原始数字而言，在美国死于分娩的风险很低：每

10 万次分娩中有 23.8 例死亡。但这一比例正在引起越来越多的关注，因为这是全世界高收入国家中最高的概率之一。也就是说，我们在医疗保健上花了很多钱，人均差不多排名世界第一，[2] 而女性的死亡率却比以往任何时候都高。更糟的是，这日渐增多的悲剧源自可耻的偏见：黑人女性的死亡率高于白人女性。我们正在做错事。

这个数字，23.8/100 000，意味着干我们这一行的人一年、两年甚至五年都看不到一个产妇死亡。就像我模拟培训中的那位同事一样，我们会因此忘记它是什么意思：它有多么可怕，它完全可能发生。但当它真的发生时，它就是一颗核弹：它会在之后的数年里毁掉周围所有的物和人。

…

即使在死亡和流血都很常见的医院里，孕产妇的死亡也是一件可怕的大事。它是一场灾难，也是被当作灾难体验和对待的。

当然，我要说的医务人员在这种情况下的体验，跟当事家庭遭受的创伤比不值一提。但即便如此，我还是记得每一次发生在我身边的孕产妇死亡，即便这些女性中的大多数我都没见过，我也没参与过她们的救治。我说这些死亡在身边，意思是这些女性是在我当时工作的医院里死亡的。即便我没做过任何与她们的治疗有关的决定，甚至没见过她们，我也还是记得弥漫在走廊里的那种悲伤和悲剧气氛。在之后的几天、几个月甚至几年里，我都还记得那悄声的议论、眼泪还有震惊。

我第一次遇上产妇死亡是在我接受培训之初，刚开始到产科轮转的时候。不管在医院还是在产科，我都是初来乍到，大部分时间都很懵懂。我听到走廊里有人在嘟囔，看到面色苍白的医学生在为发生的事瑟瑟发抖，还看到一位同事瘫倒在楼梯间里哭泣。

以下是我听到的版本：那位病人，我叫她凯拉，当时在待产，足月。她的宫口开到 8 厘米已经很长时间了，一直没有进展。过了一段时间，她被带去手术室做剖宫产，据说剖宫产没有并发症。

做完剖宫产，凯拉血压低。护士叫来了麻醉科的住院医师，住院医师觉得她血压低是因为麻醉的副作用还没消退。那位住院医师给凯拉开了一种升血压的药。有效果，但只持续了 15 分钟左右，凯拉的血压又下来了。这时候那位麻醉科住院医师和那位护士就意识到，出大事了。他们叫来了产科团队并抽血送去化验，很明显凯拉正在内出血。她被送进手术室，开始输血。我不知道从什么时候开始已经太晚了，但在某个时候，就已经太晚了。凯拉死在了手术室里。

我当时在科里太资浅也太边缘了，没能真正参与讨论。关于凯拉的死似乎开过一个发病率与死亡率研讨会，不过我记得自己没有参加。我记住的是一些更微妙的东西：痛苦的眼神、走廊里低声的交谈，以及长久的沉默。我看到主治医师们（对我来说他们的级别那么高，早上查房时那么令人生畏）看起来筋疲力尽又充满恐惧，有时彼此靠在一起。我隐约听说了会议、调查，好像还有一位医生被暂时停职了。几个月以后，医院就对剖宫产后恢复规程进行了审查和修订。

在我看来，这个过程似乎永远不会结束，而且也不清晰：它有时是在寻找罪魁祸首，有时又是在寻求悔过。当这些努力耗尽的时候，剩下的悲伤就到了医疗机构最擅长的事情上（参见第九章）：试图审查、重建和系统化，这样我们就再也不会对别人做出这样的事来了。但这当然还不够。孕产妇死亡还是会存在，它会再次发生，发生在其他地方的其他人身上。

…

下面是另一位孕妇死亡的故事，发生在我培训了一段时间以后。我叫她维奥莱特，不过像凯拉一样，我从来没有见过她，也从来不知道她的真名。这个故事发生的时候我正在产科上班，但维奥莱特根本没能走到分娩那一步。

出事之前几周，在她孕中期中间阶段的时候，维奥莱特的羊水已经破了。我们给她的建议跟在那种情况下给所有人的建议一样：预后很差，不可能到 23 周或 24 周，而且即便她走到那一步，在没有羊水的情况下发育也会给胎儿带来很大的问题。这次怀孕产下一个活婴的概率极低，孩子健康的概率更低。继续妊娠还会给她带来感染和出血的风险。我不知道他们有没有提到死亡，死亡是胎膜早破时继续妊娠的罕见并发症，但死亡也是几乎所有疾病的罕见并发症。

227

按照标准治疗的要求，我们建议维奥莱特引产或行 D&E
术（Dilation and Evacuation，子宫扩张刮除术）流产，这两种
方法都是为了终止妊娠，都是最安全的措施。维奥莱特哪个都
不想做，她出院了，应该是签了违反医嘱同意书（参见第八
章）。我不知道她有没有去门诊，或者就是出院回家待了几周。
我隐约听说她很生气，对我们给她提供的治疗、摆到她面前的
可怕选项都不满意。

维奥莱特的故事发生的时候我才刚开始培训，我以前从
来没处理过这种 18 周就破水的情况。在那之后，类似的情况
我已经见过无数次了。在这种情况下，大部分女性要么进入产
程，要么感染。那些没进入产程或感染的人，大部分接受了引
产这个最安全的选项。但我也见过很多像维奥莱特那样选择继
续妊娠的女性。大多数情况下不会发生什么好事，但也不至于
发生什么很危险的事。做出这种选择的女性通常会进入产程或
发热，然后又回到医院里来。如果出现这种情况，通常要给她
们用抗生素，或者分娩。在极少的情况下，她们能达到或超过
胎儿的体外存活能力期（viability），在更罕见的情况下，甚至
能生下一个活婴。这几乎总会是一场悲剧，但极少会威胁到做
出这种选择的患者的生命。

但那时候我是新手，我从来没见过怎么处理孕中期胎膜早
破，也没听别人说过怎么处理。我还从来没见过患者接受或拒
绝我们的治疗。那天我听到的全部，就是一个混乱的下午，所
有有空的医生都从产科跑去急诊室了，楼上只剩下我和一名主

治医生。后来我听到的总结是：维奥莱特在家待了一段时间，几天或几周，然后又回来了。她出现在急诊室里，发着热、病得很重，处于休克状态。很明显，维奥莱特的子宫和妊娠物感染了。开始用抗生素。立即启动计划：在重症监护室引产？如果她情况稳定，去手术室清宫？

这些都无关紧要了，因为维奥莱特来的时候已经病得很重了。到医院几分钟以后，她血压骤降，然后心脏停搏了。我估计团队对她进行了心肺复苏，进行了几个小时的急救。她是一位年轻健康的女性，对于这样的患者，有时我们能救回来。但我们没能把维奥莱特救回来。那天晚上，维奥莱特死了。

…

让我们先暂时离开凯拉和维奥莱特。如果我们想真正了解孕产妇死亡，我们就要从更大的范围来看待它，从城市、州、国家、全世界来看。在世界范围内，产科导致孕产妇死亡的原因和低收入国家联系在一起：出血，与妊娠高血压相关的疾病——比如先兆子痫和子痫、不安全的流产、感染、难产。这些原因中有很多是我们这些高收入国家认为已经消灭了的，至少我们知道如何对付它们。我们有血库、洁净的手术室、降压药。我们很幸运，我们很富有。我们认为我们的孕产妇死亡率太高了，但我们知道如何解决这个问题。我们还没能解决这个问题，但我们知道怎么解决，我们只是需要去解决。

229 美国的情况实际上要复杂得多。当我们看产科导致孕产妇死亡的原因时，我们会发现随着时间的推移，变化有限。比如从 2006 年开始，出血、妊高症以及麻醉并发症导致的死亡就已经有所减少了，而心血管疾病和其他疾病导致的死亡有所增加。[3] 也就是说，这些死亡中的一部分和孕妇的健康状况关系更密切，跟以前比，她们通常年龄更大，健康状况更差，获得的医疗服务也更少。

但实际上，以这种方式抽取的数字并不是全部事实。从种族和民族来看孕产妇的死亡率，信息量更大。我们会看到那个可耻的事实：美国黑人女性的死亡人数比任何种族、比以往任何时候都多。

...

根据美国疾控中心妊娠死亡率监测系统的统计，2011—2014 年，黑人女性的妊娠相关死亡率是白人女性的 3.2 倍。[4] 至于那些有助于降低孕产妇死亡率的变量，比如更高的教育水平、更高的社会经济地位、参加产前保健，这些优势黑人女性都没有。这些变量可以降低死亡风险，但无论如何也不足以让黑人与白人女性的风险达到相近的水平。[5] 这意味着怀孕的黑人女性更容易死亡。这也意味着在美国，没有任何东西能像肤色一样影响女性孕期死亡的风险。

作为一名医生，作为医疗系统的一部分，了解到这一点时我的感受是分阶段的，类似悲伤。首先是怀疑：这不可能是真的，我很努力，我认识的每个人都很努力，这不可能是真的。

230

然后是接受：这是真的，我能从统计数据中看出来。紧接着是深深的羞愧，几乎达到了影响生活的程度。这怎么会是我们工作的结果呢？当这项工作错得这么离谱时，我们该如何继续工作呢？

后来，无可争辩的事实是情况比这还糟。造成这个问题的并不是工作，也不是"他们"，某个地方一群没有名字的邪恶医生。是我们。到我有勇气毫不隐瞒的那一天，就是我。

…

凯拉在手术之后去世了，她是黑人。她抱怨疼的时候，大夫给她开了更多止疼药，她当然会疼了，她毕竟刚做完大手术。他们安慰了她一下，给她开了药。她对止疼药不断增长的需要，他们给予应有的关注了吗？

凯拉还很胖，肥胖患者是另一个被降格照护的群体。[6]凯拉血压低的时候，临床医生的第一反应可能是怀疑。这些血压袖带用在肥胖的女性身上时，有时会测出奇怪的数值。通常是数值过高，在凯拉的数值太低的时候，医生已经有了怀疑。所以团队花了点时间，也许比他们本该花费的时间更长，给她换了一个大号的袖带，又给她量了两遍血压，直到他们终于相信数值确实很低。

在失去的那些时间里，生命逝去了。如果她苗条一点，这还会发生吗？如果她是白人，这还会发生吗？

你我都知道答案。答案是"可能吧"。我不知道我该如何带着这个答案工作，如何带着这个答案生活。

...

怎么会这样呢？凯拉怎么会死呢？而且，我们的系统怎么会这样呢？一个凯拉这样肤色的人走进医院，死亡的风险是白人女性的3—4倍。这高出来的风险，哪些是医生的错？哪些是我的错？

越来越多的文献在研究产科照护中的种族差异。这种关注很合理，因为这是一种全国性的紧急情况。通常最开始对医疗照护差异的理解，会把原因分成三个主要的层面：患者、医生和系统。[7]现在医疗机构开始意识到这个问题的范围和深度，在这三个层面都有很多工作要做。[8]但是为了明天还可以正常去上班，我想要弄明白这个问题有多少是我造成的。

目前认为，医生的偏见对这种差异性护理的影响与公开的种族主义几乎没有关系。在调查中，医生可能通常比普通人更憎恶种族主义态度或任何有偏见的原则。[9]

但是由不同种族导致的不同结果就摆在那里。那医生的种族主义隐藏在哪里呢？2003年，美国医学科学院在关于这个主题的具有里程碑意义的报告里这样问道：

> 那么，一群好心的、日常与多元化的患者人群打交道的医疗专业人员，是如何制造了一种看起来（基于现有的大量科学证据）具有歧视性的照护模式呢？换句话说，医

生和其他专业医疗人员，有没有可能在无意的情况下以种族偏见的方式行事？[10]

　　答案是肯定的。很多研究都在关注种族如何改变我们善意的行为。例如，1999 年的一项研究考察了医生对假装胸痛患者的建议，这些演员患者只在种族、性别和运动习惯上有差别。这项研究发现，与白人男性相比，医生建议女性和非裔美国人做心导管检查治疗心脏病发作的可能性要低 40%。[11]

　　这项研究，以及在医学其他很多领域的其他很多研究，证实了隐性偏见，即我们不能或不愿直接表达的看法和态度。[12]（要获得更全面的理解和真正开眼界的认识，请访问 Project Implicit 网站，并至少参加其中一项测试。）

　　隐性偏见由我们都有的、对其他人细小且不自觉的反应构成。我们都会对和我们说同一种语言，或者长得像我们祖母的人感到亲切。这很正常，这是人性的一部分，也是我们应对世界的一部分。但这也意味着我们对有特定肤色、特定宗教、来自特定国家的人，有特定的感觉，或者带有倾向性的印象或想法。这些反应不是自愿的，但也并非公平正义。假装不是这样会让我们无法承认、更不要说解决问题。

　　这些对一些人积极、对另一些人消极的反应，构成了包括医生在内的所有人都会表现出的那种隐性偏见。由于白人男性在美国医生中所占的比例格外高（现在是 75%），[13] 大多数患者，不管其种族背景如何，都要与这个医生群体打交道。相比

233

之下，尽管黑人占了美国人口总数的14%，[14]但非裔美国医生仅占美国医生的4%。（幸好这个数字正在发生巨大的变化，年轻的医生和医学生中有更多的有色人种和女性，医学的未来看起来会有所变化，不过这要花几十年时间。[15]）

这些隐性的偏好实际上很微小，可能不会显著影响任何特定的日常交流，在同事谈话、某个工作机会，或某个患者的药物选择方面，它们可能并不明显。这就是它们为什么那么容易被忽视。

但和其他很多微小而持久的力量一样，隐性偏见如果叠加在一起也会很强大。它随着时间的推移作用于人群，以特有的方式推动平均值。不管作为哪个群体的一部分，这些小偏见都会累加。隐性偏见是当前对这种明显的矛盾做出的科学理解：一方面，没人认为自己是种族主义者，另一方面，医疗事实清楚地显示了这一点。研究显示，用相同的简历，白人求职者得到的回复比黑人多50%；[16]大学教授更可能安排与电子邮件签名是布拉德而非拉马尔[1]的学生会面。[17]在医疗保健方面，给黑人患者开的止疼药、做的心导管检查更少，黑人母亲在怀孕期间和之后的死亡率也更高。

...

克里斯蒂娜·亚历山大是一名黑人女性，一名律师，已

---

[1] 布拉德（Brad）是典型的美国白人的名字，而拉马尔（Lamar）是典型的黑人名字。

婚。她怀孕32周的时候因出血来做评估。她跟护士说她在马桶里看到几个血块，有的跟拳头一样大。她很优雅，穿得非常漂亮。她是直接从她的律师办公室赶过来的。她是那种尽管已经进入孕晚期，但也不会在高跟鞋的高度上妥协的女性。克里斯蒂娜的丈夫在分诊处和她会合，因为在学校上了一天班加上匆匆赶来医院，头发乱糟糟的。

尽管克里斯蒂娜对之前的情况进行了描述，但护士并没觉得克里斯蒂娜的出血很严重。当她把克里斯蒂娜的情况告诉分诊医生时，她对出血的描述里带着不屑。分诊医生去看了克里斯蒂娜，听了她的故事，他也觉得克里斯蒂娜的描述有点夸张。那位医生给她做了检查，情况并不严重。克里斯蒂娜这时候没有出血，他让她放心，然后就让她回家了。

没有人给克里斯蒂娜做化验，没人想过给她注射类固醇——那能减少胎儿因为早产出现的很多严重并发症。如果临床怀疑会有什么导致早产的严重情况，我们的第一条建议就是注射类固醇。没人建议她入院观察24小时。因为如果你忽视了她讲的出血的事，如果你将其理解为"点滴出血"而已，那么这些就都没有必要了。

克里斯蒂娜回去以后还不到12个小时，就大出血了。她被紧急送进手术室，做了紧急剖宫产，生下一个极早产的婴儿。

克里斯蒂娜没死，而且尽管她的孩子在新生儿重症监护室的经历很坎坷，但也没死。但如果分诊的时候有人把她说的出血更当回事，她的照护在很多重要的方面都会大不相同。假如做到了那些，克里斯蒂娜再次出血的时候，她就会跟我们一起在医院里，她就会在医院里打着点滴，她的孩子就会从那些类固醇中获益。这些都没有发生，即便克里斯蒂娜已婚，即便她是一位受过教育的职业女性。

这不是吉姆·克劳式的种族歧视：[1]克里斯蒂娜没有被赶走，她遇到的每个人都很温暖，甚至亲切。我们不可能证明，克里斯蒂娜关于自己出血的描述被无视仅仅是因为她是黑人。但不知为什么，她被贴上了不靠谱的标签，没人把她说的话太当回事。这个小小的感受改变了她和早产婴儿的照护。这就是隐性偏见干的好事。

...

很久以前，作为团队的一员，我照顾过一名叫贾尼娜·霍奇斯的病人。她是黑人，很年轻，大概 19 岁。她怀的是双胞胎，羊水在她怀孕 20 周时就破了。她非常伤心，也非常害怕。

贾尼娜是自己来的医院。我们的一位出色的白人女性主治医生见了她。这位医生坐在贾尼娜身边，如实告诉她预后不好，风险有哪些，以及她那对双胞胎很可能保不住。医生说得很清楚，尽管她的态度并不十分温暖，但她很耐心，也花了很多时间。她建议按照处理这种病例的规范引产。她很小心地没

---

[1] 吉姆·克劳法（Jim Crow Laws）是美国南部各州在 1876—1965 年间颁布的实行种族隔离的法律。

去逼迫贾尼娜。

贾尼娜不知所措，说她需要时间再想一想。她想等她男朋友亚伦过来。那位主治医生跟她说她当然可以等，但也告诉贾尼娜她的白细胞有点高，我们担心可能要发生感染。她向贾尼娜重申，赶快做决定很重要。贾尼娜向后倚在床上，让我们把灯关上，这样她能休息一下想想，我觉得她这是为了不让我们看到她哭。

过了一小时，我回到房间，口袋里装着引产用的米索前列醇。我以为贾尼娜会同意让我们现在就放进去。主治医生之前跟她提感染以及我们对各种额外延误的担忧时，她好像很害怕。

但在那一个小时里，亚伦来到了屋里。他同样年轻，也是黑人。他又高又瘦，在窗台上蜷缩着，膝盖几乎快凑到耳朵上了。在半明半暗里，我看不清他的脸。

我一进屋，他从窗台上下来了，坐到椅子上，身体前倾，紧张又急不可耐。这时我看到了他的脸：僵硬，紧绷，皱着眉头。他开始说话，很显然他不只是紧张，他还很生气。他对这一切都很愤怒，对我们所有人，对我。

亚伦开始是问，然后几乎吼了起来："你们为什么逼她引产？为什么就不能等等看会不会好转？"随后他的问题变得更让人费解、更针对我们了："你们为什么急着杀我的孩子？你们为什么就不能至少救救双胞胎里羊水没破的那个？"

后来声音更大了："你们为什么不把我的孩子当回事？你

们为什么不把我的家人当回事？"他双臂往前一伸，双手五指张开，意思是卡尔科夫斯基医生是这个"你们"，这个团体是"你们"，医院是"你们"，全世界是"你们"。

我记得我站在那里，手把装米索前列醇的信封都抓皱了，我把它在我那件还很新的白大衣口袋里翻来翻去。我没把信封拿出来，也没提它。我看向贾尼娜，等她告诉我想怎么办。从法律上来说，这是她自己的身体和决定。贾尼娜还是闭着眼倚在她的枕头上，我跟她说话的时候她摇了摇头，她也不想跟我说话。

我是个聪明的实习生。我知道怎么放米索前列醇，我知道它所有的副作用和药理学特性。但我对在这种情况下该怎么做一无所知。所以我转身走了。

...

那个房间里没人提种族，没人提主治医生是白人，护士是白人，我是白人，病人是黑人，病人的男朋友是黑人，胎儿也会是黑人。但我能明白亚伦什么意思，虽然他没说出来。亚伦把美国种族主义导致的艰难生活带到了那个房间里。他深深地怀疑，也有理由怀疑，一家由白人主导的医疗机构不会太把他未出世的孩子当回事。

那个屋里没人提到其他很多东西：悲剧、悲伤、哀悼；愿望、希望、梦想、噩梦。没人提到贾尼娜和亚伦正在经受的人类体验。

我转身离开的时候，那个房间里满是说出口或没说出口的愤怒。我离开是因为当时我不知道如何处理这件事。

现在回头看看，我认为亚伦当时的反应，尽管至少有一部分是因为压力、匆忙，但更是因为我们所有建议中都有一句像刀刃一样的话："让我们用……结束这一切"。他在美国的经历让他相信，因为他们的种族、他们的年轻和他们的贫穷，刀刃近在咫尺。他觉得所有那些偏见都会影响他们得到的照护和建议。

我觉得亚伦是对的；那个房间里存在隐性偏见，就像每一个房间里那样。我想如果贾尼娜和亚伦是 25 岁，或者结婚了，或者是白人，建议会有所不同，也许会更温暖、更亲切，也许临床照护会有所不同，就算相同，或许也不会让人那么痛苦。或许我的主治医师会更温暖一些，或许我也会更温暖一些。

亚伦是对的。贾尼娜的房间里存在偏见。但这些隐性偏见并不是那里唯一没说出来的存在。房间里的另一个存在，是那个不愿被承认但很沉重，只有医务人员才能看到的幽灵——维奥莱特。

维奥莱特几个月前刚在我们医院去世。主治医生、护士和我都没跟亚伦或贾尼娜提过维奥莱特的死。我们根本不会提孕产妇的死。毕竟，这种结局非常罕见，罕见到只是提到它都好像是一种暴力。我们医生之间甚至都不提它。

亚伦是对的：我们的建议里有一种急迫，一个阴影。这阴影的一部分是种族、民族以及社会经济偏见，这些在之前确实影响过他和贾尼娜的照护，以及他们的生活，现在这些又出现了。但这阴影还有一部分是维奥莱特的幽灵。这是所有这些医生的焦虑所在：我们看着一个类似维奥莱特故事的故事展开，迫切想给它一个不一样的结局。

...

我离开的时候不知道如何应对那房间里的愤怒，我知道我得去找个比我资深比我聪明的人来。最后我找到了住院总医师，另一位白人女性，她把情况又跟贾尼娜和亚伦解释了一遍。她像那位主治医师一样把相同的话又说了一遍：预后不良，白细胞升高，感染风险很大，建议终止妊娠。她说的话没能改变房间里的任何情况：亚伦在椅子上怒目而视，贾尼娜倚在她的床上。愤怒还在那里，幽灵也还在那里。

但在第二轮谈话最后，住院总医师催促了她一下。她让贾尼娜做个决定，她说："我需要尽快得到答复。"贾尼娜现在就可以开始引产，如果她想再等等或不想引产，我们就会把她从产床转到监护没那么多的病床去。待产或生病的孕妇还需要这个床位。

贾尼娜清了清嗓子，同意用药。然后她躺下，闭上眼睛，再也没说话。亚伦很紧张，还是很生气，也没说什么。住院总医师离开了房间，把我和护士留下。我掏出我那装着米索前列醇的皱巴巴的小信封，戴上手套，把那些小药片放到了贾尼娜的宫颈附近。

一小时以后，贾尼娜突然出现高热，控制不住地发抖。她的脉搏急剧加快，不过血压还算平稳。我们开始用抗生素，我们开始轻声讨论：万一她病情加重，还有什么办法能让她排空子宫。最后这些办法都没用上，那天晚上晚些时候贾尼娜很快就生了。有人担心胎盘滞留，在极早产和双胞胎的情况下这个问题很常见。但两个胎盘很轻松就都娩出了。有人担心会因为多胎和感染而出血，最后贾尼娜的确出血了，但不是很多。

贾尼娜和亚伦的孩子在出生以前就死了。就像所有早产的婴儿一样，他们的皮肤既不黑也不白，还在发育中。他们像蜡一样光滑，身上有瘀斑，他们的皮肤是半透明的，还没有颜色。

分娩几个小时之后，贾尼娜的脉搏开始恢复正常。到了早晨，她就不发热了，我们把她转到了妇科。到第二天下午，她就能四处走动了。她穿着自己的衣服，吃着寻常的饭菜，准备回家了。

…

现在我比原来更擅长处理这种情况了。但我的答案都不完整，都不简单。

回顾对贾尼娜和亚伦的照护，我现在有了这个领域不断发展的研究和文化素养培训的优势。根据这些，最好的答案也许是换一位医生来跟他们谈话，最好是一位黑人医生。但这种调换不一定总能办到。我们总是应该给病人最好的治疗，即便对他们来说我不是最好的医生。那么，我本来可以做什么呢？

也许我们本可以明确讨论亚伦谴责里的潜台词；我本可以

探讨种族问题，讨论亚伦为什么觉得我们区别对待他的家人。我不知道这么说受不受欢迎，我认为让任何人在他们人生中最糟糕的夜晚进行这样的对话都是不公平的。我知道自己没受过这样的培训，也没能力在那时候进行这样的讨论。

但我本来可以做点别人没做过的事，跟他们说，"我很遗憾你们失去了孩子"或者"我希望还有别的办法"（参见第四章）。我本可以坐下来，本可以递上纸巾，本可以给医院里的牧师打电话。这可能会有助于作为人类的我们，一起经历那些事情。

这些事我哪件都没做，主要是因为我对那个房间里发生的事知之甚少。我不知道贾尼娜和亚伦带进那个房间的经历有多大分量。我也没意识到我给那个房间带去了什么，我一直不自在地把那个药品袋折起来又展开：那些没有明言的、看不见的预设，有关贾尼娜的照护，有关亚伦在怀孕期间的投入，有关他们出身、家庭，有关他们能给孩子提供的未来，有关他们有权期待的医疗。

要改变这些预设需要付出艰苦而持久的努力。抵制隐性偏见需要所有医务人员处处质疑自己的动机，需要不断地问："我该这么做吗？我知道她想要那样吗？对白人女性、年长的女性或者苗条一点的女性，我会这样建议吗？"这项工作需要我们对自己的大脑一直保持警惕，有时候是保持反对。

像我这样的医生，大脑经过了多年训练，为自己的大脑感到自豪，质疑自己的想法很难。让我们和自己最引以为傲的部分对抗很难，那已经被训练成了我们谋生的手段和自我认同。但那是唯一的出路。

…

我再也没见过亚伦和贾尼娜。我一直觉得，至少到那天为止，这故事象征着他们人生中最糟糕的一天。我还觉得亚伦讲到那个故事的时候，故事里会满是愤怒，一个男人知道——从他一生中的每一件事中知道——我们不在意他的孩子或他的感受时的那种愤怒。那很公平。他那天的感受可能与他在美国作为一名黑人的体验吻合：被贬低，被轻视，被摒弃。我不认为我们做了什么让他们觉得这次情况有所不同，我不认为他们错了。

但贾尼娜健康地活着离开了。她不是维奥莱特。这是非常基本的成绩，没有庆祝的必要。生命是她最起码该从我们的照护中得到的，这是最低的门槛。

不过我承认：我们做得不够好，但我们近来经常做得好多了。因此，在我的周围和我自己身上，我看到变化正在开始出现：不是因为它容易，而是因为原地踏步是不可能的。

结论　咱们回家吧

今天是这个月第二周的周三，最后一个工作日，我不能回家，今晚要在医院值班。说实话，我害怕值班。它会让我焦虑疲劳到要吐的程度。有时我会觉得全世界就我一个人醒着，孤独、绝望又疲惫。

但我也爱值班。那些黑暗的时光里有一种确定性，一种能量。病人需要照料，工作必须完成。我们是必须在黑暗中工作和艰难抉择的人，穿过长夜，直至黎明。我们必须得搞定，我们也做到了。从某些角度来说，值班的时候是我做医生最出色的时候。那是我所有超能力都火力全开的时候。

在这本书的最后，我想让你跟我一起度过一个产科的夜晚。这是我工作中一个有代表性的夜晚：例行公事与令人惊叹，琐碎日常与惊天动地，同时存在。

这个特定的周三，下午5:05，我在门诊忙了一天之后去了产科，迟到了五分钟。我手里拿着一个外卖盒，我那五分钟就是花在这上面了。我还穿着办公室的衣服；但我到产科了，另一位主治医师也是。我们是夜班的主治医师，天亮之前都是我们说了算。

另一位主治医师和我站在大白板前面，那是我们科的神经中枢。疲惫的白班主治医师们聚在一起，准备移交所有病人。我们把名单分了一下。我负责所有有并发症的病人，因为我是母胎医学专科医生，那是我的活儿。但我也要了一两个没有并发症的病人，这样数字就平均了。

1号房间里是阿什琳·杰弗里斯，38岁，有慢性高血压，做过三次剖宫产，现在怀孕36周。从门诊送过来的时候她血压非常高。作为慢性高血压患者，她有先兆子痫的风险，但同样因为有慢性高血压，很难说她什么时候会发病。这种情况总是很棘手。入院大概半个小时以后，她的血压已经稳定下来了，她的实验室检查结果刚出来，一切正常。

目前，阿什琳还达不到重度先兆子痫的标准。她可能有先兆子痫或者仅仅就是慢性高血压，但这两种情况都得在37周分娩。大概一个小时之前，白班团队逐渐减少并停了她的镁剂，认为她可以从产科转出去了。

"太好了，"我说，"等会儿我会过去把她转走。"

"好，"我同事说，"不过护士刚跟我说阿什琳头疼。"

头疼可以没什么，但在这种情况下它可能会改变一切。持续性头疼可能是重度先兆子痫的表现，如果它持续下去，那就意味着要把计划从观察转为分娩了。我让住院医师去看看阿什琳，给她开点扑热息痛，再给她量一次血压。我们继续看交班板。

245

3 号房间里是米娜·凯伊，一位年轻健康的女性，超过预产期 8 天羊水破了来的。她很想自然分娩，在过去的 12 小时里宫口开了 4 厘米。不过，她现在精疲力竭，护士跟我们说她开始说想要做剖宫产了，尽管她还没进入产程活跃期。几分钟前胎心有点快，现在好多了。我会先去 3 号房间看看。

　　7 号房间里是苏珊娜·罗亚，她患有自身免疫性疾病，怀孕 27 周。她的自身免疫性疾病一直很稳定，但今天早上，苏珊娜在去洗衣服的路上从三级台阶上摔下去了，撞到了腹部。这样的创伤让人很担心，因为它不光会直接伤害苏珊娜本人，更重要的是，它还有可能导致胎盘早剥。即使跌倒不会直接影响胎盘，突然撞击产生的剪切力也会导致胎盘出血并与子宫壁分离。苏珊娜没有宫缩，但她整个腹部非常柔软，这让人很担心。她的化验结果还没出来，而且无论如何，孕期创伤的规程都要求在腹部撞击以后进行 24 小时的监护，因此我们决定把她转到康复室，那是为需要监护但不太可能分娩的病人准备的。这样就能空出一间产房，尽管这不是个私密舒适的过夜场所。她的实验室结果出来以后，我们会再给她做一次检查。

246

　　艾伦·丹切夫刚住进 4 号房间。这是她的第二个孩子，足月。她进来时有宫缩，宫口开了 5 厘米，她想打硬膜外麻醉，超声显示胎儿是头位（头朝下）。换句话说，她基本没有并发症。我抬头看了看她的监护曲线，看起来很好。我让住院医师给麻醉科打电话，如果她想做硬膜外麻醉，他们现在就该开始做了，不用等我。等她感觉舒服点，我再去看她。

这是产科我那部分的最后一个病人，我的搭档，也就是跟我一起值班的另一位主治医师，也有这么多病人。产科这一层很繁忙，但眼下没什么特别的：没人病重，没人在重症监护室，没有围产期的病人要做可怕的决定，至少现在还没有。到目前为止，这只是一个普通的夜晚。

我正要从白板前离开的时候，有个住院医师站在了我旁边，焦急地跟我说楼下的一个人有情况。这位名叫梅尔西·戴维的患者一早做了剖宫产，是因为胎心下降之后升不上来做的紧急剖宫产。梅尔西的手术合并了宫缩乏力，也就是分娩之后子宫不收缩。手术团队控制住了出血，术中记录的出血量是1.5升，比剖宫产的平均出血量高出大约50%。因为担心出血，手术团队让日间团队术后几个小时抽血送化验。血细胞计数回来了，红细胞比容非常低，只有21，他们原以为随着时间推移和她系统的代偿，这个数字会更低。也许她术中的失血量有两升或更多，估算术中失血量是一门不完美的技术。

注意到红细胞比容以后，梅尔西从上午10点开始输了两个单位的血，到下午4点左右结束。输完血以后，又抽血送了化验，那就是住院医师在我身边发抖的原因。输完血以后红细胞比容没有升高，反而更低了，成了20。情况不对。给她输的那两单位血到哪里去了？她要么还在代偿，要么还在出血，可能是内出血。我让住院医师去评估一下病人，体格检查、生命体征、尿量，然后再查一次红细胞比容。我要在一个小时内得到她的消息，我说。如果她看起来有任何地方不大好，尽快跟我说。

现在快下午 5:30 了，我还没换衣服。我们跟日间团队说了再见，他们朝门口走去，衣冠不整，很放松。我跑上楼，换上刷手衣，在把脚伸进我破旧的洞洞鞋里时，往嘴里塞了两口外卖盒里的沙拉。我看了看手机，孩子已经接回家了，都挺好，我丈夫也快到家了，能在 6 点以前及时到家让保姆下班。我带着爱意回复了信息，转身回了产科。

我直接去了 3 号房间看米娜。房间里很黑、很压抑，播放着舒缓的音乐，但米娜在掉眼泪。她妈妈俯在她面前，抚摸着她的后背，也在掉眼泪。已经过了一个漫长的夜晚和一个漫长的白天，米娜觉得她再也坚持不住了。

"我就不能做剖宫产吗？"她问，"求求你了。"

"可以，"我说，"如果你真想做，可以。不过剖宫产治不了疼痛。这是个大手术，恢复起来很困难，而且通常会疼得更厉害。我很肯定现在这不是首选。我们试试别的办法？我们试试帮你止疼，然后看看你感觉怎么样？硬膜外麻醉怎么样？我认为那或许可以让你休息一会儿，甚至睡一会儿。"

米娜怕针头。她一知道硬膜外麻醉的针头不是留在背上，她就放松点了。取而代之的是一条细长灵活的导管。米娜同意让麻醉师来谈谈这个过程。现在她不哭了，呼吸也平稳了下来，胎心监护图看起来好多了。我让前台呼叫麻醉师来 3 号房间；他们几分钟就会到，因为他们马上要在 4 号房间做完硬膜外麻醉了。

我从 3 号房间出来，1 号房间的护士把我叫了过去：现在阿什琳头疼得更厉害了，用了扑热息痛也没有好转。眼下她的血压还正常。我走进房间，做了自我介绍。阿什琳提到她怀孕之前就偶尔有偏头痛。或许这是偏头痛？阿什琳没直接回答，她记不清这感觉和偏头痛一样不一样。我看了一遍阿什琳的化验结果：正常，尿里甚至连蛋白都没有，尿蛋白是先兆子痫的典型表现。我跟她聊了聊：鉴于她之前的血压值，我很担心，因为根本不清楚这种头疼是偏头痛还是情况恶化了。我们制订了一个计划，试着吃一片更强效的药，那应该可以消除偏头痛。如果不见效，我们就要考虑这种头疼是先兆子痫的一个新的严重表现了，那就得分娩。阿什琳刚见到我，我们就准备从下午早些时候的药物减量处理来个 180 度的大转弯。我准备再多聊几句，但阿什琳生其他孩子的时候也经历过类似的事情，所以她只是点了点头，拿起手机开始给家人打电话。

　　我到了 4 号房间。艾伦·丹切夫刚打上硬膜外麻醉，还是能感到宫缩，不过没那么疼了。我回顾了一下她的病史，快速做了个体格检查。我把手放在她肚子上，估计她的孩子个头相当大，大概有四千克。我问她这次怀孕有没有做过糖尿病筛查，她笑了，因为我是第三或第四个这么问她的人了。她说她没有糖尿病，再者，她第一个孩子比这个更大，所以她不担心。"听你这么说我很高兴，"我说，"一般来说，孩子的大小都跟我们的身体匹配。既然你不担心，那我也不担心了。"我给她写了简短的入院记录，也在住院医师的记录上签了名。

护士长拉我胳膊的时候，我正在想可以再去吃几口晚饭。她手里拿着病历夹，她遇到问题了。按计划，今晚有三个要引产的病人，分别安排在晚上 7 点、8 点和 9 点。尽管刚 7 点，但其中两个病人已经到了。我们所有的产房都已经满了，而分诊处可能还有很多要入院的病人。因为我们没办法及时容纳这些要引产的病人，护士长问我怎么办。她们都要安排。

我一边往分诊处走，一边和住院医师迅速浏览了一遍病历。我们重新安排了两个病人，又把一个叫梅拉妮·齐恩泰克的病人收进了产后病房，她情况很严重，需要在我们这儿待着，等一有产房空出来就立刻住进去。包括梅拉妮在内的三个病人都对这个计划的变动非常生气。这可以理解，但理解起来不容易。在她们愿意按我们说的办以前，我们进行了很长时间的讨论。

我在分诊处处理这些重新安排过的病人的文书时，一名病人由急救人员陪着，被从救护车担架上推了进来。她大声喊她忍不住要用力。分诊处的医生很忙，我又正好在那里，所以我开始跟她说话，一边戴手套一边问病史。我们把她推进一个挂着帘子的小隔间，因为没有空床了，我在轮床上给她做了检查。她是对的，她宫口全开了，胎头在 +2 位置。我抓过一副干净手套，一边跟担架和急救人员往一个小手术间走一边戴手套，只有在这种情况下我们才会把那个小手术室当成临时疏导用的产房。在路上，病人喘息着告诉我她的名字是布兰卡·卡斯特罗，她有过两次阴道分娩，最后一次怀孕时因为胎儿臀位

250

而做了剖宫产。这次怀孕她想试产。布兰卡今天早些时候来过，当时有一些间歇性的宫缩，但宫口根本没开。护士出现在临时产房门口，我们一起把布兰卡推进屋里，帮她挪到产床上。急救人员把轮床推走了，我们开始忙着做分娩的准备。

护士给布兰卡戴胎心监护仪和腕带时，一位住院医师拍了拍我的肩膀，我戴着手套，在走廊里跟她见了个面。她跟我说阿什琳的血压高了，达到了180，她的头疼还在持续。"好，"我说，"至少现在清楚了。"现在诊断很简单了：怀孕36周，有重度先兆子痫。她需要分娩。

现在血压值这么高，阿什琳病得已经很重了。那位住院医师紧急给她用了一些药，以免她的血压高到危险的程度。不加控制的话，那么高的血压会导致中风或其他严重的并发症。住院医师告诉我阿什琳的血压开始对药物有反应了，至少在过去五分钟里是这样，不过血压还是太高。我让那个住院医师重新给她用上镁剂，抽血送化验，并开始麻醉，把她的状态稳定下来，为手术做准备。阿什琳的血压一稳定下来，我们就开始给她做第四次剖宫产。

我回到布兰卡那里，她用力用得很好。不到20分钟她就生了，是个红润的有一头可爱黑发的女孩。我们等胎盘分娩出来，不用做任何修整。护士长说要把布兰卡推到麻醉后苏醒室去，不过那里隐私性差一些。我们要尽快把这个临时小房间清理出来，因为不知道什么时候就又需要它了。布兰卡抱着她刚出生的孩子说她不介意。她想要的剖宫产后阴道试产实现了，她非常开心。我赶紧跑回阿什琳的房间。

一位住院医师在走廊里拦住了我。楼下术后的那位病人梅尔西，她的红细胞比容结果出来了。谢天谢地，25.2，这次合理多了。之前数值那样肯定是因为输完血之后血抽得太早了。住院医师跟我汇报了对她的全面评估：无明显出血、生命指征平稳、尿量达标，她的腹部很软，不像有内出血。他跟我说病人看起来挺好，她自己的感觉也挺好，所以我们打算凌晨再给她做一次化验，先不用管她。

我站在那儿跟他说话的时候，一位护士递给我一张化验结果，是那位怀孕27周腹部受伤的孕妇苏珊娜的。结果基本上都没事儿，只有纤维蛋白原，一种凝血蛋白，异常地低。这结果可能是大面积胎盘剥离的迹象。这跟实际情况并不相符，因为除了摔倒时的疼痛，她感觉很好。没有阴道出血，没有宫缩，孩子看着也很好。不过胎盘早剥可能很狡猾，可能是隐匿性的，所以我决定在送完第一次化验三个小时之后再送一次，并对她密切观察。我本来不打算给她用促进胎肺成熟的类固醇，因为她分娩的风险似乎很低。但这个奇怪的结果改变了我的想法，所以我去那个房间跟她讨论了类固醇的事。我跟她说，如果出什么事我还是会很惊讶，但我们也并非总能准确预测谁会需要这些。怀孕27周的时候，在分娩前用皮质类固醇可以帮早产的孩子活下来，也会让孩子比不用类固醇更健康。苏珊娜同意注射类固醇，护士去给她取药了。

米娜的护士打电话来了。米娜在硬膜外麻醉以后总体感觉还好，也得到了一些急需的休息。她在小睡了大约 45 分钟以后醒了，感到骨盆有些压力。我给她做了检查，很好，她的宫口已经从 4 厘米开到了 9 厘米，孩子位置很低，几乎就快生出来了。再花点时间，等宫口开全了，她就可以准备用力了。

我回到阿什琳的房间；麻醉师和产科住院医师已经在那里了。尽管注射了第一剂静脉药物，但阿什琳的血压还是再次飙升，再次达到了中风水平。我们一致认为在她稳定下来以前，送她进手术室不安全。产科住院医师正在按照紧急血压处理流程操作。"我正要给你打电话，"这位住院医师说，"我已经把拉贝洛尔加到最大量了。"也就是说，阿什琳已经用到了我们这种一线药物的最高剂量。根据重度高血压的处理流程，我们使用了第二种药。效果好多了，第二种药的第一剂用上不到五分钟，阿什琳的血压就降到了 150/100。这正是我们想要的水平，还是高，但不危险了。现在她的血压得到了更好的控制，是时候送她去做手术了。她病得还是很重，但现在我们有足够的时间给她分娩，并让她好起来了。

253 凑巧的是，手术室准备好了，麻醉准备好了，护理准备好了，要当手术助手的住院医师准备好了，我也准备好了。麻醉团队开始推她去手术室做脊髓麻醉，为剖宫产做准备。阿什琳的丈夫跟在后面，他穿着准爸爸在手术室里穿的一次性刷手衣，那衣服穿在谁身上看起来都像只巨大的蓝色泰迪熊。要给我当手术助手的二年级住院医师跟他们进去了，脊髓麻醉一到位她就会给我打电话。

米娜的护士大声喊：3号房间里在拼命用力。我们要硬膜外推药以获得更好的麻醉效果吗？不用，米娜宫口全开，胎头也很低，确实准备好了。我打算让另一位主治医师来接生，因为再过大概15分钟我就得进手术室了。不过，米娜小睡之后动力十足，她在精力充沛地用力。只过了10分钟，孩子就生出来了，是个男孩！新祖母在角落里高兴得跳上跳下。我等胎盘分娩出来，快速对一级撕裂进行了简单的修复。说完恭喜我就赶紧走了，因为手术室里脊髓麻醉已经到位，他们在等我开始。

去手术室的路上，夜班住院总医师拦住了我，告诉我分诊处新收进来三个病人。她们三个都接近足月：两个在待产，一个没待产但糖尿病控制得不好，需要住院控制血糖。"好，"我说，"做完这个剖宫产，我们就把阿什琳转到麻醉后苏醒室去。然后我们就有三个房间给新病人了。对吧？对。别忘了梅拉妮·齐恩泰克，她不能等。"

在去手术室的路上，我让住院总医师在我做手术时把那个糖尿病病人的信息找来：实验室检查结果、指尖血糖、胰岛素用量，在我们弄清让她去哪之前，我要知道有关她血糖严重程度的一切。她需要去重症监护室吗，还是待在产科，还是去我们监护相对少的产前病房？住院总医师会回来找我的。

那晚的其他情形就很模糊了。因为之前的瘢痕，阿什琳的剖宫产需要花一段时间，第四次剖宫产通常都是这样。最终手术没有并发症，生了一个漂亮宝宝，由于和早产有关的呼吸问

254

题，宝宝立刻就被儿科医生带去了新生儿重症监护室。手术做完以后，阿什琳很伤心，尽管我们一直说早产这么轻微，马上就足月了，孩子应该会好的。不过宝宝毕竟没和我们一起在房间里，这还是让人觉得有些难过。

我在手术室的时候，是我的搭档给艾伦·丹切夫接生的。巨大儿——比我们设想的还大，4.2千克（9磅多），但没有并发症。艾伦是对的。

那个有糖尿病的病人，最终病得没那么厉害。给阿什琳缝合子宫的时候，我给她开了胰岛素，把她收进了普通的产前病房，之后我赶去见了她一面，把她收进来，开了医嘱。然后就是分诊处收进来的那些病人，一开始每个住院医师增加一个病人，后来每个住院医师增加两个。苏珊娜，那位纤维蛋白原异常的患者，已经重复做了检查，纤维蛋白原还是低，但比之前稳定了，也没有其他迹象。我们继续对她进行观察，没什么让人担心的。

我几乎用最快的速度从一个房间跑到另一个房间，一直到了早上4:45，我跟住院医师说我要去休息一会儿，就15分钟。他们马上就意识到这是一个谎言，让我放松点，如果有需要，他们会给我打电话。上楼以后，我知道我很累，所以我把传呼机夹在了领子上，这样我就能听见它响了，我还把屋里的电话挪到了离我耳朵比较近的桌子上，这样我就不会错过什么了。

我睡了一个小时，之后有人因为一个问题并不紧急的门诊病人呼叫我。昏昏沉沉地，我给楼下打电话了解了每个人的最新情况。住院总医师告诉我一切尽在掌握中，所以我回去又断断续续睡了半个小时。我刷完牙下楼回产科的时候是早上 6:15，检查了一下产科现有的病人，我开始写病历。不知什么时候，好几个人都分娩结束，转到了产后病房去，护士长可以派人去接梅拉妮·齐恩泰克了。她刚被安排了一个房间，困惑地看了我一眼。她没认出我来，之前见面的时候她很生我的气。我重新做了自我介绍，对她夜里的情况进行了记录，让她开始注射催产素。苏珊娜正在麻醉后苏醒室里睡觉，上午 10 点做最后一轮实验室检测。如果结果稳定，而且她还是看起来挺好，24 小时监护结束之前就不用管她了。

在麻醉后苏醒室，条纹窗帘把阿什琳和苏珊娜隔开了，阿什琳正在她的术后担架上低声打着电话。她的血压还是高，但没到中风的水平，分娩以后也没再需要进一步治疗。

因此，这个夜班最后一轮查房时，我们还是没有病人病重、极早产或者在重症监护室。如果不算刚出生的孩子，看起来我们就像回到了开始换班的地方，尽管没人能看到实现这些需要做多少工作。

早上 7 点，楼下餐厅一开门，我就跑去吃了一个煎蛋百吉饼，喝了一杯不冷不热的咖啡，这些东西既讨厌又美好。早上 7:30，早班的住院医师到了，我跟夜间和日间住院医师团队坐了一会儿。我花了大约十分钟，以夜间收进来的病人为教学病例，讲了讲妊娠期糖尿病的管理。7:35，手机的嗡嗡声打断了我，我看了一眼。丈夫发短信告诉我，大一些的孩子们坐上了去学校的公交车，他记得给老大带了校外活动同意书。我回复了一个竖大拇指的表情，继续讲不同类型胰岛素的作用时长。

7:50，夜班的住院医师走了，新来的住院医师各自开始工作。我在等白班的主治医师。我觉得我好像一直在等白班的主治医师。在我夜班的最后那几分钟里，我感到恶心和绝望。我觉得我一直都在工作，我会一直工作下去，白班团队的主治医师永远都不会来，我再也看不到太阳了。

然后，8:03，他们出现了，三个人同时出现了。一看到他们我就高兴了，高兴坏了。天亮了，我能回家了。

我们夜班团队聚在交班板前面，签字后把我们的病人交给了白班团队，和头一天晚上的流程相反。没人病重，没人在重症监护室，没人极早产。总而言之，这是一个忙碌的夜晚，但从医学角度来说一切都很平常，当然，对那些在这期间活下来、流过血和分娩了的人来讲不是这样。

我去值班室换回我的便服。扔掉我没吃完的沙拉。8:40，我离开了医院，慢慢地、小心地开车回家了。回到家，我打开值班背的包，冲了个澡，然后瘫倒在床上，睡得很沉很沉。醒了以后，我发现左腿上有很大一块瘀斑，我不知道那是昨天晚上什么时候怎么弄的，看着好像还好。

257　　我渐渐清醒过来，穿好衣服，给自己煮了咖啡，享受着出门前和孩子们从学校回家前我独自在家的几个小时。煮好咖啡，我就坐到餐桌旁，登录了医院的系统。几小时前我刚离开他们，可我还是想知道。梅尔西早上的红细胞比容是多少？阿什琳病得更厉害了还是在持续好转？她的孩子在新生儿重症监护室怎么样了？苏珊娜的化验结果好点了吗，或者她的情况恶化了吗？

　　这些病人过去是，现在也是我神圣的责任，我想确保我对她们做的是对的，我做出了选择，帮她们做出了选择，把她们送上了正确的道路。但除此以外，我的工作还给了我观察人类体验中最有趣、最引人入胜部分的第一视角。而且我还想知道，也总是想知道这些故事，这些最重要的故事，都是如何结束的，以及与此同时，一个新故事是如何开始的。

● 致谢

如果没有那些在治疗上信任我的女性，这本书就不可能完成。谢谢你们让我成为这项工作的一部分。

感谢我的代理人杰西卡·帕潘，她当时就觉得这本书应该出版，并怀着深深的善意帮我将其实现了。感谢我的编辑，利弗赖特/诺顿出版公司的凯蒂·亚当斯，她很有才智，不光知道如何编辑一本书，还知道如何教一位新手作者写一本书。感谢我的责任编辑玛丽·潘托言和吉娜·亚昆塔，她们都满怀热情地投入这个项目中，并带来了她们非凡的智慧和专业知识。

感谢我了不起的姐妹，舒莉·卡尔科夫斯基和马尔基·卡尔科夫斯基，她们是我最早的读者、支持团队和啦啦队员，她们证明了姐妹有多么重要。

感谢其他首批读者和我的领路人，艾米莉·迈克尔森、艾莉森·斯波德克、米里亚姆·乌代尔、克莱尔·萨福林、伊拉娜·库珊、杰西·费希托和玛拉·本杰明，你们阅读了我的书稿，并在这些文字见到曙光之前，花了很多时间对它们进行判断。

我要感谢所有对不同章节提供专家评阅意见，以确保我说的话不会太离谱的人，如果文中还有什么错误，都是我的责任。这些人中有很多是我的朋友，他们是医生、学者（或二者皆是），也是这世界上最忙碌的人。感谢丽莎·西蒙兹·拉比诺维茨、谢莉·雅菲·利普希茨、安德莉亚·菲克·格雷纳、海莉·费思·所罗门、特蕾西·李、斯泰西·斯特洛、丽莎·利维·扎克维兹、玛丽安·朗、丽莎·内森、恩迪亚·穆莱巴、伊曼纽尔·德哈考特、凯瑟琳·林、迈克尔·雷迪·米勒和丽贝卡·安亨·普莱斯。我还要感谢女性医学史学术角的她们慷慨地贡献出了自己的时间和精力，其中包括无可比拟的黛比·莱文，还有莎罗娜·珀尔、杰奎琳·安东诺维奇，以及Nursing Clio[1]的作者们和香农·威西孔贝。感谢尤瓦娜·马德瑞和法耶·伊薇特·麦昆，她们的洞见和经验帮助我完成了一个特别艰难的章节。

非常感谢所有啦啦队员和全体优秀的支持人员，其中包括丹雅·拉滕伯格拉比在犹太语／推特／性别语言方面的支持。在这个社交媒体的时代，我还要感谢我的两个封闭式社交媒体群，他们支持我，聪明，而且总是保持清醒。

---

[1] Nursing Clio，一个开放的、同行评议的合作博客项目，聚焦性别与医学问题。

感谢吉莉安·斯坦伯格，没有她的指导和批判性思考，我永远不会把写这本书提上日程，更不用说完成这本书。我不知道没有她的话要怎么写出这本书。

我想感谢我的母亲南希·卡尔科夫斯基，我所有的艺术天赋都是从她那里继承来的，在这本书出版以前很久，她就一直在为这本书做公关工作。我还要感谢我的父亲阿维·卡尔科夫斯基，他一直认为我会成为一名伟大的医生。我们非常想念他。

感谢我的孩子们。他们帮助我成为一个能写而且会写这本书的人。此外，在我追逐这个梦想的过程中，他们容忍了妈妈的经常缺席。我的大儿子非常担心我无法在截止日期前如期交稿，他一直问我还有多久完成：我们做到了！

最后，谢谢我亲爱的约什。没有你我做不到，我什么都做不到。奇迹一般的是，你从一开始就毫不动摇地认为，我所有要说的话和感受都值得关注。你坚持这么认为，也许甚至在我不这么认为的时候，你尤其这么认为。在这一点和在其他方面，你的爱都是上天的恩赐。

● 注释

第一章　孕期恶心呕吐：我们对你的帮助是否足够？

1　Margie Profet, "Pregnancy Sickness as Adaptation: A Deterrent to Maternal Ingestion of Teratogens," in *The Adapted Mind: Evolutionary Psychology and the Generation of Culture*, ed. Jerome H. Barkow, Leda Cosmides, and John Tooby (New York: Oxford University Press, 1995), 327–361.

2　N. K. Kuşcu and F. Koyuncu, "Hyperemesis Gravidarum: Current Concepts and Management," *Postgraduate Medical Journal* 78, no. 916 (February 1, 2002): 76–79. https://doi.org/10.1136/pmj.78.916.76.

3　Committee on Practice Bulletins-Obstetrics. "ACOG Practice Bulletin No. 189: Nausea and Vomiting of Pregnancy," *Obstetrics & Gynecology* 131, no. 1 (2018): e15–e30. https://doi.org/10.1097/AOG. 0000000000002456.

4　J. A. Fitzgerald, "Death of Elderly Primigravida in Early Pregnancy. Charlotte Brontë," *New York State Journal of Medicine* 79, no. 5 (April 1979): 796–799;G. Weiss, "The Death of Charlotte Brontë,"

Obstetrics & Gynecology 78, no. 4 (October 1991): 705–708.

5 Fleetwood Churchill, *The Diseases of Females: Including Those of Pregnancy and Childbed* (Philadelphia: Lea and Blanchard, 1847), 387.

6 Churchill, *The Diseases of Females*, footnote, 381.

7 Churchill, *The Diseases of Females*, 387.

8 Shari Munch, "Chicken or the Egg? The Biological-Psychological Controversy Surrounding Hyperemesis Gravidarum," *Social Science & Medicine* 55, no. 7 (2002): 1267–1278.

9 E. Schjøtt-Rivers, "Hyperemesis Gravidarum: Clinical and Biochemical Investigations," *Acta Obstetricia et Gynecologica Scandinavica* 18, no. s1 (January 1938): 1–248. https://doi.org/10.3109/00016343809154869.

10 Schjøtt-Rivers, 19.

11 Denys V. I. Fairweather, "Nausea and Vomiting in Pregnancy," *American Journal of Obstetrics & Gynecology* 102, no. 1 (September 1, 1968): 135. https:// doi.org/10.1016/0002-9378(68)90445-6.

12 Shari Munch, "Women's Experiences with a Pregnancy Complication: Causal Explanations of Hyperemesis Gravidarum," *Social Work in Health Care* 36, no. 1 (November 12, 2002): 59–75. https://doi. org/10.1300/J010v36n01_05.

13 "Practice Bulletin No. 52 Nausea & Vomiting of Pregnancy," April 2004, reaf-firmed 2013. Replaced by Practice Bulletin No. 153, *Obstetrics & Gynecology* 126, no. 3 (September 2015): e1–e24.

14 Munch, "Chicken or the Egg?" 1269.

15 Munch, "Women's Experiences with a Pregnancy Complication," 59–75.

16 William A. Harvey and Mary Jane Sherfey, "Vomiting in Pregnancy: A Psychiatric Study," *Psychosomatic Medicine* 16, no. 1 (January 1954): 1–9.

17 Schjøtt-Rivers, "Hyperemesis Gravidarum," 18.

18 Schjøtt-Rivers, "Hyperemesis Gravidarum," 16.

19 Munch, "Chicken or the Egg?" 1267–1278.

第二章 医生的选择：爱是重复劳动

1 Benjamin Gesundheit, Nachman Ash, Shraga Blazer, and Avraham I. Rivkind, "Medical Care for Terrorists—To Treat or Not to Treat?" *American Journal of Bioethics* 9, no. 10 (October 13, 2009): 40–42. https://doi.org/10.1080/15265160902985035; Nicki Pesik, Mark E. Keim, and Kenneth V. Iserson, "Terrorism and the Ethics of Emergency Medical Care." *Annals of Emergency Medicine* 37, no. 6 (June 1, 2001): 642–646. https://doi.org/10.1067/mem.2001.114316.

第三章 基因检测：可能一切都好

1 Committee on Practice Bulletins, "Practice Bulletin No.163 Summary: Screening for Fetal Aneuploidy," *Obstetrics & Gynecology* 127, no. 5 (May 2016): 979–981. https://doi.org/10.1097/AOG. 0000000000001439.

2 "Practice Bulletin No. 162 Summary: Prenatal Diagnostic Testing for Genetic Disorders." *Obstetrics and Gynecology* 127, no. 5 (May 2016): 976–978. https:// doi.org/10.1097/AOG.0000000000001438.

3 R. G. Resta, "Changing Demographics of Advanced Maternal Age (AMA) and the Impact on the Predicted Incidence of Down Syndrome in the United States: Implications for Prenatal Screening and Genetic Counseling," *American Journal of Medical Genetics Part A* 133A, no. 1 (2005): 31–36. Accessed February 6, 2018.

http://onlinelibrary.wiley.com.elibrary.einstein.yu.edu/woll/
doi/10.1002/ ajmg.a.30553/full.

4　I. R. Merkatz, H. M. Nitowsky, J. N. Macri, and W. E. Johnson. "An
Association between Low Maternal Serum Alpha-Fetoprotein and
Fetal Chromosomal Abnormalities," *American Journal of Obstetrics
& Gynecology* 148, no. 7 (April 1, 1984): 886–894.

5　Fergal D. Malone, Robert H. Ball, David A. Nyberg, Christine H.
Comstock, George R. Saade, Richard L. Berkowitz, Susan J. Gross,
et al., "First-Trimester Septated Cystic Hygroma: Prevalence,
Natural History, and Pediatric Outcome," *Obstetrics & Gynecology*
106, no. 2 (August 2005): 288–294. https://doi.org/10.1097/01.
AOG.0000173318.54978.1f.

6　这绝对是最疯狂的部分。为什么我们不使用母体循环中，真正
的完整胎儿细胞的 DNA ？这样我们就可以节省时间，一次得
到一条完整的染色体，甚至是一个完整的基因组。这并不是因
为没有足够的细胞，而是因为它们太多了，持续的时间太长了。
这些胎儿细胞可以存在很长时间——几天、几个月、几年。如
果我检测一个漂浮在周围的细胞，它可能来自上一次流产，甚
至可能来自之前的足月妊娠，根本不能反映当前妊娠的基因。
事实上，一名曾怀过男孩的女性，在 25 年之后，她的血液中还
会有男性细胞；女性死亡时，体内还可能有来自她的儿子或女
儿的细胞。在科学上，携带其他非自体生物遗传物质的生物体
被认为是嵌合体。因此，母亲，我们所有人，都表现出某种程
度的嵌合。在希腊神话中，奇美拉是一种传说中的怪物，由多
种动物的可怕部分组成，通常被视为狮身、山羊头和蛇尾的结
合体，尽管也有人描述过其他的组合方式。我认为这个关于母
性的比喻太完美了。

7　"Committee Opinion No. 640: Cell-Free DNA Screening for Fetal

Aneuploidy," *Obstetrics & Gynecology* 126, no. 3 (September 2015): e31–e37.

8 "Trisomy 13," Genetics Home Reference. Accessed February 8, 2018. https:// ghr.nlm.nih.gov/condition/trisomy-13.

第四章　解剖学超声：偶发瘤

1 Steven R. Lindheim, Stephanie Welsh, Nan Jiang, Amanda Hawkins, Lisa Kellar, Rose A. Maxwell, and Leah D. Whigham, "Trends in Management of Overweight and Obesity in Obstetrics & Gynecology, Family Medicine and Pediatrics 2011–2015," *Journal of Obesity & Eating Disorders* 3, no. 1 (2017). https://doi.org/10.21767/2471-8203.100030.

2 Ann McNamara and Deborah Levine, "Intraabdominal Fetal Echogenic Masses: A Practical Guide to Diagnosis and Management," *RadioGraphics* 25, no. 3 (May 1, 2005): 633–645. https://doi.org/10.1148/rg.253045124.

3 From "Surgery—CraniotomyBurr Hole (Medical Transcription Sample Report)." Accessed February 25, 2018. http://www.mtsamples.com/site/pages/ sample.asp?Type=85- . . . & Sample=176-Craniotomy%20-%20Burr%20Hole.

4 From "The Summer Day" in Mary Oliver, *New and Selected Poems*, vol. 1 (Boston: Beacon Press, 2004).

5 Susan Shepard, "A Fatal Case of Miscommunication," *Today's Hospitalist* (blog), May 9, 2012. https://www.todayshospitalist.com/a-fatal-case-of-miscommunication/.

6 Karen Davies, "The Body and Doing Gender: The Relations between Doctors and Nurses in Hospital Work," *Sociology of*

Health & Illness 25, no. 7 (November 3, 2003): 720–742. https://doi.org/10.1046/j.1467-9566.2003.00367.x.

7   Orla T. Muldoon, and Jacqueline Reilly, "Career Choice in Nursing Students: Gendered Constructs as Psychological Barriers," *Journal of Advanced Nursing* 43, no. 1 (July 2003): 93–100. https://doi.org/10.1046/j.1365-2648.2003.02676.x.

8   Davies, "The Body and Doing Gender," 720–742.

9   Bobbi J. Carothers and Harry T. Reis, "Men and Women Are from Earth: Examining the Latent Structure of Gender," *Journal of Personality and Social Psychology* 104, no. 2 (February 2013): 385–407. https://doi.org/10.1037/a0030437.

10 "Men Are from ~~Mars~~ Earth, Women Are from ~~Venus~~ Earth," ScienceDaily. Accessed April 15, 2018. https://www.sciencedaily.com/releases/2013/02/130204094518.htm.

11 D'Ann Campbell, *Women at War with America: Private Lives in a Patriotic Era* (Cambridge, MA: Harvard University Press, 1984).

12 "2017 Data Brief Update: Current Trends of Men in Nursing— Center for Interdisciplinary Health Workforce Studies | Montana State University." Accessed April 20, 2018. http://healthworkforcestudies.com/publications-data/data_ brief_update_current_trends_of_men_in_nursing.html; U.S. Census Bureau, "Male Nurses Becoming More Commonplace, Census Bureau Reports." The U. S. Census Bureau, February 25, 2013. Accessed April 20, 2018. https:// www.census.gov/newsroom/press-releases/2013/cb13-32.html.

13 Eliza Lo Chin, "Looking Back over the History of Women in Medicine," MomMD. Accessed April 20, 2018. https://www.mommd.com/lookingback.shtml; "More Women Than Men Enrolled in U.S. Medical Schools in 2017." Accessed May 5, 2019. https://

news.aamc.org/press-releases/article/applicant-enrollment-2017/;
Paul Jolly, "Medical Education in the United States, 1960–1987,"
Health Affairs 7, suppl. 2 (January 1988): 144–157. https://doi.
org/10.1377/hlthaff.7.2.144.

14 David Hughes, "When Nurse Knows Best: Some Aspects of
Nurse/Doctor Interaction in a Casualty Department," *Sociology
of Health & Illness* 10, no. 1 (March 1, 1988): 1–22. https://doi.
org/10.1111/1467-9566.ep11340102.

15 M. Leonard,S. Graham, and D. Bonacum, "The Human Factor: The
Critical Importance of Effective Teamwork and Communication
in Providing Safe Care." *Quality and Safety in Health Care* 13,
suppl 1 (October 1, 2004): i85–i90. https://doi.org/10.1136/
qshc.2004.010033.

16 R. Morgan and C. Westmoreland, "Survey of Junior Hospital
Doctors' Attitudes to Cardiopulmonary Resuscitation,"
Postgraduate Medical Journal 78, no. 921 (July 1, 2002): 413–415.
https://doi.org/10.1136/pmj.78.921.413.

第五章　围存活期分娩：必然的故事

1 "NICHD Neonatal Research Network (NRN): Extremely Preterm
Birth Outcome Data." NIH. Accessed January 20, 2019. https://
www1.nichd.nih.gov/ epbo-calculator/Pages/epbo_case.aspx.

第六章　剖宫产后阴道试产：要不要干预

1 Bruce Cohen and Meredith Atkins, "Brief History of Vaginal Birth
after Cesarean Section," *Clinical Obstetrics and Gynecology* 44,

no. 3 (September 2001): 604. https://journals.lww.com/ clinicalobgyn/Citation/2001/09000/Brief_History_ of_Vaginal_ Birth_After_Cesarean.17.aspx.

2 Emma L. Barber, Lisbet S. Lundsberg, Kathleen Belanger, Christian M. Pettker, Edmund F. Funai, and Jessica L. Illuzzi, "Indications Contributing to the Increasing Cesarean Delivery Rate," *Obstetrics & Gynecology* 118, no. 1 (July 2011): 29–38. https://doi.org/10.1097/ AOG.0b013e31821e5f65.

3 ACOG, "Safe Prevention of the Primary Cesarean Delivery," Obstetric Care Consensus No. 1, March 2014. Accessed November 27, 2017. https://www.acog.org/Resources-And-Publications/Obstetric-Care-Consensus-Series/Safe-Prevention-of-the-Primary-Cesarean-Delivery.

4 T. S. Nesbitt, J. E. Scherger, and J. L. Tanji, "The Impact of Obstetrical Liability on Access to Perinatal Care in the Rural United States," *Journal of Rural Health* 5, no. 4 (October 1989): 321–335.

5 Sindhu K.Srinivas, Dylan S. Small, Michelle Macheras, Jesse Y. Hsu, Donna Caldwell, and Scott Lorch, "Evaluating the Impact of the Laborist Model of Obstetric Care on Maternal and Neonatal Outcomes," *American Journal of Obstetrics & Gynecology* 215, no. 6 (December 1, 2016): 770.e1–770.e9. https:// doi.org/10.1016/ j.ajog.2016.08.007.

6 Cohen and Atkins, "Brief History of Vaginal Birth after Cesarean Section," 604.

7 ACOG Committee on Obstetric Practice, "Committee Opinion #266: Placenta Accreta," *Obstetrics & Gynecology* 99, no. 1 (January 1, 2002): 169–170. https://doi.org/10.1016/S0029-7844(01)01748-3.

8 ACOG Committee on Obstetric Practice. "Committee Opinion #266: Placenta Accreta," 169–170; "Obstetric Care Consensus

No. 7: Placenta Accreta Spectrum." *Obstetrics and Gynecology* 132, no. 6 (December 2018): e259–e275. https://doi.org/10.1097/ AOG.0000000000002983.

9   ACOG, "ACOG Practice Bulletin No. 115: Vaginal Birth after Previous Cesarean Delivery." *Obstetrics & Gynecology* 116, no. 2 Pt 1 (August 2010): 450–463. https://doi.org/10.1097/AOG.0b013e3181eeb251.

10 David J.Birnbach, Brenda A. Bucklin, and Franklin Dexter, "Impact of Anesthesiologists on the Incidence of Vaginal Birth after Cesarean in the United States: Role of Anesthesia Availability, Productivity, Guidelines, and Patient Safety," *Seminars in Perinatology* 34, no. 5 (October 2010): 318–324.

11 Richard G. Roberts, Mark Deutchman, Valerie J. King, George E. Fryer, and Thomas J. Miyoshi, "Changing Policies on Vaginal Birth after Cesarean: Impact on Access," *Birth* 34, no. 4 (December 1, 2007): 316–322. https://doi.org/10.1111/j.1523-536X.2007.00190.x.

12 Marian MacDorman, Eugene Declercq, and Fay Menacker, "Recent Trends and Patterns in Cesarean and Vaginal Birth after Cesarean (VBAC) Deliveries in the United States," *Clinics in Perinatology* 38, no. 2 (June 1, 2011): 179–192. https://doi.org/10.1016/ j.clp.2011.03.007.

13 M. G. Pinette, J. Kahn, K. L. Gross, J. R. Wax, J. Blackstone, and A. Cartin, "Vaginal Birth after Cesarean Rates Are Declining Rapidly in the Rural State of Maine," *Journal of Maternal-Fetal & Neonatal Medicine* 16, no. 1 (July 2004): 37–43. https://doi.org/10.1080/1476 70504123312831111.

14 Committee on Practice Bulletins-Obstetrics, "Practice Bulletin No. 184: Vaginal Birth after Cesarean Delivery," *Obstetrics & Gynecology* 130, no. 5 (2017): e217–e233. https://doi.org/10.1097/

AOG.0000000000002398.

15 ACOG, "ACOG Committee Opinion No. 560: Medically Indicated Late-Preterm and Early-Term Deliveries," *Obstetrics & Gynecology* 121, no. 4 (April 2013): 908–910. https://doi.org/10.1097/01. AOG.0000428648.75548.00.

16 Paula M. Lantz, Lisa Kane Low, Sanjani Varkey, and Robyn L. Watson, "Doulas as Childbirth Paraprofessionals: Results from a National Survey," *Women's Health Issues* 15, no. 3 (May 2005): 109–116. https://doi.org/10.1016/j.whi.2005.01.002; Amy Moffat, "The Labor of Labour Support: How Doulas Negotiate Care Work" (PhD thesis, University of California, Merced, 2014).

第七章 死胎：谈生之时亦谈死

1 "ACOG Practice Bulletin No. 102: Management of Stillbirth," *Obstetrics & Gynecology* 113, no. 3 (March 2009): 748–761. https://doi.org/10.1097/AOG.0b013e31819e9ee2.

2 Joanne Cacciatore, Ingela Rådestad, and J. Frederik Frøen, "Effects of Contact with Stillborn Babies on Maternal Anxiety and Depression," *Birth* 35, no. 4 (2008): 313–320. https://doi. org/10.1111/j.1523-536X.2008.00258.x.

3 R. Smith, K. Maiti, and R. J. Aitken, "Unexplained Antepartum Stillbirth: A Consequence of Placental Aging?" *Placenta* 34, no. 4 (April 2013): 310–313. https://doi.org/10.1016/j.placenta.2013.01.015.

4 "Clinical Management Guidelines for Obstetrician-Gynecologists Number 45, August 2003: (Replaces Committee Opinion Number 152, March 1995)," *Obstetrics & Gynecology* 102, no. 2 (August 2003): 417–427. https://doi.org/10.1097/00006250-200308000-00045.

5 持续胎儿监测的有效性尚未得到证实，但几乎所有分娩设置，包括家庭分娩，都会在分娩期间提供一定水平的间歇性胎儿监测，尽管通常使用的可能是模拟（听诊）方法。参见 Valerie Smith, Cecily M. Begley, Mike Clarke, and Declan Devane, "Professionals' Views of Fetal Monitoring during Labour: A Systematic Review and Thematic Analysis," *BMC Pregnancy and Childbirth* 12 (Decem- ber 27, 2012): 166. https://doi.org/10.1186/1471-2393-12-166。

6 GBD 2015 Child Mortality Collaborators, "Global, Regional, National, and Selected Subnational Levels of Stillbirths, Neonatal, Infant, and Under-5 Mortality, 1980–2015: A Systematic Analysis for the Global Burden of Disease Study 2015," *The Lancet* 388, no. 10053 (October 8, 2016): 1725–1774. https://doi.org/10.1016/S0140-6736(16)31575-6.

7 The GRIT Study Group, "A Randomised Trial of Timed Delivery for the Compromised Preterm Fetus: Short Term Outcomes and Bayesian Interpretation," *British Journal of Obstetrics and Gynaecology* 110 (January 2003): 27–32. Accessed July 9, 2018. https://obgyn.onlinelibrary.wiley.com/doi/epdf/10.1046/j.1471-0528.2003.02014.x.

第八章　知情同意：在这签字，别问那么多问题

1 Committee on Practice Bulletins—Obstetrics, "ACOG Practice Bulletin No. 154: Operative Vaginal Delivery," *Obstetrics & Gynecology* 126, no. 5 (November 2015): e56–e65. https://doi.org/10.1097/AOG.0000000000001147.

2 Herbert B. Peterson, Zhisen Xia, Joyce M. Hughes, Lynne S. Wilcox, Lisa Ratliff Tylor, and James Trussell, "The Risk of Ectopic

Pregnancy after Tubal Sterilization," *The New England Journal of Medicine* 336, no. 11 (March 13, 1997): 762–767. https://doi.org/10.1056/NEJM199703133361104.

3 "The Little-Known History of the Forced Sterilization of Native American Women," *JSTOR Daily*, August 25, 2016. https://daily.jstor.org/the-little-known-history-of-the-forced-sterilization-of-native-american-women/.

4 P. R. Reilly, "Involuntary Sterilization in the United States: A Surgical Solution," *The Quarterly Review of Biology* 62, no. 2 (June 1987): 153–170.

5 "Births Financed by Medicaid," *The Henry J. Kaiser Family Foundation* (blog), October 13, 2016. https://www.kff.org/medicaid/state-indicator/births-financed-by-medicaid/.

6 输卵管重建手术是可能的，不过不一定都能成功。另外，试管受精也是可行的：它不需要输卵管，因为受精是在实验室进行的。然而，如果输卵管性不孕症的原因是患者之前做过绝育，那么许多保险公司就不会为重建手术或者试管受精支付费用。你必须想清楚再做决定。

7 有些机构允许在这种情况下实施输卵管手术，但医院不能报销费用。这可以成为一种解决办法，让病人得到她们需要的东西，但就医院的财政而言，这自然是不可持续的。而且，其中也有医疗法律责任方面的隐忧，所以，如果文书工作没有做到位，医院一般而言不能采取这样的行动。

8 Sonya Borrero, Nikki Zite, Joseph E. Potter, James Trussell, and Kenneth Smith, "Potential Unintended Pregnancies Averted and Cost Savings Associated with a Revised Medicaid Sterilization Policy," *Contraception* 88, no. 6 (December 2013): 691–696. https://doi.org/10.1016/j.contraception.2013.08.004.

9   Andrea Ries Thurman and Torri Janecek, "One-Year Follow-up of Women with Unfulfilled Postpartum Sterilization Requests," *Obstetrics & Gynecology* 116, no. 5 (November 2010): 1071–1077. https://doi.org/10.1097/AOG.0b013e3181f73eaa.

10 Kiera Butler, "The Scary Truth about Childbirth," *Mother Jones*, January/February 2017. Accessed June 15, 2018. https://www.motherjones.com/politics/2017/01/childbirth-injuries-prolapse-cesarean-section-natural-childbirth/; "Giving Birth Made Me Question the Informed Consent Process during Childbirth," Self (website). Accessed June 10, 2018. https://www.self.com/story/informed-consent-in-childbirth.

11 "Giving Birth Made Me Question the Informed Consent Process during Childbirth."

12 根据肥胖接受组织的活动人士们的说法，"胖子"是首选术语，参见 https://www.naafaonline.com/dev2/about/index.html。

13 Ibrahim A. Hammad, Suneet P. Chauhan, Everett F. Magann, and Alfred Z. Abuhamad, "Peripartum Complications with Cesarean Delivery: A Review of Maternal-Fetal Medicine Units Network Publications," *Journal of Maternal-Fetal & Neonatal Medicine* 27, no. 5 (March 1, 2014): 463–474. https://doi.org/10.3109/14767058.2013.818970.

14 Lovina Machado, "Emergency Peripartum Hysterectomy: Incidence, Indications, Risk Factors and Outcome," *North American Journal of Medical Sciences* 3, no. 8 (August 2011): 358–361. https://doi.org/10.4297/najms.2011.358.

15 ACOG Committee on Ethics, "ACOG Committee Opinion No. 439: Informed Consent," *Obstetrics & Gynecology* 114, no. 2 Pt. 1 (August 2009): 401–408. https://doi.org/10.1097/AOG.0b013e3181b48f7f.

第九章　医疗体系和家庭分娩：医院如何拯救你、
辜负你，或者既拯救你又辜负你

1　Patrick T. O'Gara, Frederick G. Kushner, Deborah D. Ascheim, Donald E. Casey, Mina K. Chung, James A. de Lemos, Steven M. Ettinger, et al., "2013 ACCF/AHA Guideline for the Management of ST-Elevation Myocardial Infarction: A Report of the American College of Cardiology Foundation/American Heart Association Task Force on Practice Guidelines," *Journal of the American College of Cardiology* 61, no. 4 (January 29, 2013): e78–e140. https://doi.org/10.1016/j.jacc.2012.11.019.

2　Committee on Practice Bulletins—Obstetrics, ACOG, "Practice Bulletin No. 130: Prediction and Prevention of Preterm Birth," *Obstetrics & Gynecology* 120, no. 4 (October 2012): 964–973. https://doi.org/10.1097/AOG.0b013e3182723b1b.

3　这种情况如何在美国食品药品监督管理局（FDA）针对这一药物做出一系列复杂决定后出现，以及同时期的复合药物（最接近的也更便宜的替代药物）的问题，请阅读 Yesha Patel and Martha M. Rumore, "Hydroxyprogesterone Caproate Injection (Makena) One Year Later," *Pharmacy and Therapeutics* 37, no. 7 (July 2012): 405–411; and "Oversight Improves after Contaminated Compounded Drugs Killed Dozens, but Risks Remain." Accessed August 8, 2018. http://pew.org/2ndGxil。

4　Anne Rossier Markus, Ellie Andres, Kristina D. West, Nicole Garro, and Cynthia Pellegrini, "Medicaid Covered Births, 2008 through 2010, in the Context of the Implementation of Health Reform." *Women's Health Issues* 23, no. 5 (September 1, 2013): e273–e280.

https://doi.org/10.1016/j.whi.2013.06.006; "Births Financed by Medicaid." *The Henry J. Kaiser Family Foundation* (blog), October 13, 2016. https://www.kff.org/medicaid/state-indicator/births-financed-by-medicaid/.

5　Paul J. Meis, Mark Klebanoff, Elizabeth Thom, Mitchell P. Dombrowski, Baha Sibai, Atef H. Moawad, Catherine Y. Spong, et al., "Prevention of Recurrent Preterm Delivery by 17 Alpha-Hydroxyprogesterone Caproate." *The New England Journal of Medicine* 348, no. 24 (June 12, 2003): 2379–2385. https://doi.org/10.1056/NEJMoa035140.

6　不是智能手机里的迷你小应用那种小部件。经济学意义上的基本生产单位，参见 "Widget (Economics)," *Wikipedia*, February 11, 2018. https://en.wikipedia.org/w/index.php?title=Widget_(economics)&oldid=825119151。

7　Tim Harford, "The Steel Box That Changed Global Trade," *BBC News*, January 9, 2017, sec. Business. https://www.bbc.co.uk/news/business-38305512.

8　T. J. Mathews, Marian F. MacDorman, and Fay Menacker, "Infant Mortality Statistics from the 1999 Period Linked Birth/Infant Death Data Set," *National Vital Statistics Reports* 50, no. 4 (January 30, 2002): 1–28. From the Centers for Disease Control and Prevention, National Center for Health Statistics, National Vital Statistics System. https://www.cdc.gov/nchs/pressroom/02facts/99infant.htm.

9　"Reducing Early Elective Deliveries Webinar." Pdf. Accessed July 23, 2018. https:// innovation.cms.gov/Files/transcripts/StrongStart_ElectiveDelivery_Trscrpt.pdf.

10　Daniel J. Riskin, Thomas C. Tsai, Loren Riskin, Tina Hernandez-Boussard, Maryanne Purtill, Paul M. Maggio, David A. Spain, and Susan I. Brundage, "Massive Transfusion Protocols: The Role of Aggressive Resuscitation Versus Product Ratio in Mortality Reduction," *Journal of the American College of Surgeons* 209, no. 2 (August 1, 2009): 198–205. https://doi.org/10.1016/ j.jamcollsurg.2009.04.016. 已有证据标明，与未接受 MTP 的出血患者相比，许多接受 MTP 的患者的妊娠结果有所改善；不过，很难证明产妇死亡率有所下降，因为，谢天谢地，产妇死亡是一种罕见的结果。因此，我是从其他已证实的妊娠结果以及关于非怀孕人群的战争创伤的文献中推断的。参见 Molly Lepic, Danielle M. Greer, Jessica J. F. Kram, Niraj Nijhawan, and Andra Cicero, "Use of Massive Transfusion Protocol: Maternal Outcomes in Patients with Severe Obstetric Hemorrhage [22K]," *Obstetrics & Gynecology* 131 (May 2018): 124S–125S. https://doi. org/10.1097/01.AOG.0000533524.00973.3c。

11 "*Marcus Welby, M.D.*" *Wikipedia*, June 6, 2018. https://en.wikipedia. org/w/ index.php?title=Marcus_Welby_M.D.&oldid=844639230.

12 This section relies heavily on this excellent book: Judith Walzer Leavitt, *Brought to Bed: Childbearing in America, 1750–1950*, 30th Anniversary Edition (New York: Oxford University Press, 2016).

13 Leavitt, *Brought to Bed*, 27.

14 Frances E. Kobrin, "The American Midwife Controversy: A Crisis of Professionalization," *Bulletin of the History of Medicine* 40, no. 4 (1966): 350–363.

15 Abraham Flexner, "Medical Education in the United States and Canada." A report to the Carnegie Foundation for the Advancement of Teaching. Bulletin Number 4 (1910). http://www.columbia.edu/ itc/hs/pubhealth/rosner/p8773/ readings/flexner1.pdf.

16 Leavitt, *Brought to Bed*, 189.

17 Leavitt, *Brought to Bed*, 184.

18 Leavitt, *Brought to Bed*, 199.

19 Leavitt, *Brought to Bed*, 203.

20 Leavitt, *Brought to Bed*, 203.

21 Leavitt, *Brought to Bed*, 208.

22 Leavitt, *Brought to Bed*, 205.

23 "The Mistrust of Science." Pdf. Commencement Speech by Dr. Atul Gawande to the California Institute of Technology, June 2016. Accessed August 10, 2018. http://www.todroberts.com/USF/Mistrust_of_Science.pdf.

24 Joseph R. Wax, F. Lee Lucas, Maryanne Lamont, Michael G. Pinette, Angelina Cartin, and Jacquelyn Blackstone, "Maternal and Newborn Outcomes in Planned Home Birth vs Planned Hospital Births: A Meta-Analysis," *American Journal of Obstetrics & Gynecology* 203, no. 3 (September 2010): 243.e1–243.e8. https://doi.org/10.1016/j.ajog.2010.05.028.

25 ACOG Committee on Obstetric Practice, "ACOG Committee Opinion No. 476: Planned Home Birth," *Obstetrics & Gynecology* 117, no. 2 Pt 1 (February 2011): 425–428. https://doi.org/10.1097/AOG.0b013e31820eee20.

26 Melissa Cheyney, Marit Bovbjerg, Courtney Everson, Wendy Gordon, Darcy Hannibal, and Saraswathi Vedam, "Outcomes of Care for 16,924 Planned Home Births in the United States: The Midwives Alliance of North America Statistics Project, 2004 to 2009," *Journal of Midwifery & Women's Health*, January 30, 2014, Wiley Online Library. Accessed August 10, 2018. https:// onlinelibrary.wiley.com/doi/full/10.1111/jmwh.12172; Robyn M. Kennare, Marc J. N. C. Keirse, Graeme R. Tucker, and Annabelle C. Chan, "Planned Home

and Hospital Births in South Australia, 1991–2006: Differences in Outcomes," *The Medical Journal of Australia* 192, no. 2 (January 18, 2010): 76–80; Hilda Bastian, Marc J. N. C. Keirse, and Paul A. L. Lancaster, "Perinatal Death Associated with Planned Home Birth in Australia: Population Based Study," *British Medical Journal* 317, no. 7155 (August 8, 1998): 384–388.

27 Catherine Elton, "American Women: Birthing Babies at Home," *Time*, September 4, 2010. http://content.time.com/time/magazine/article/0,9171,2011940,00.html.

28 CNM 很棒，与他们的密切合作令我愉快，我也从他们那里学到了很多东西。CNM 经过严格和有效的培训，在进入助产领域之前，他们都接受过正式的护理培训（通常至少有硕士学位）。美国全部 50 个州都有 CNM。而与之类似的 CM，则可以在六个州内找到，他们也接受了与 CNM 极为类似的严格训练；CM 必须通过与 CNM 相同的考试，但 CM 可能并不总是拥有护理学位。CM 认证持有者和 CNM 认证持有者通常在某种程度上与医生一起工作（因州而异），并获得正式认证，可以为正常健康的孕产妇提供独立的产前、分娩和产后护理。

29 "State By State." Midwives Alliance of North America (website), October 17, 2013. https://mana.org/about-midwives/state-by-state.

30 Amy Tuteur, "Why Is American Home Birth So Dangerous?" Opinion, *The New York Times*, April 30, 2016. Accessed February 13, 2019. https://www.nytimes.com/2016/05/01/opinion/sunday/why-is-american-home-birth-so-dangerous.html.

31 Saraswathi Vedam, Kathrin Stoll, Marian MacDorman, Eugene Declercq, Renee Cramer, Melissa Cheyney, Timothy Fisher, Emma Butt, Y. Tony Yang, and Holly Powell Kennedy, "Mapping Integration of Midwives across the United States: Impact on Access,

Equity, and Outcomes," *PLOS ONE* 13, no. 2 (February 21, 2018): e0192523. https://doi.org/10.1371/journal.pone.0192523.

32 Saraswathi Vedam, Lawrence Leeman, Melissa Cheyney, Timothy J. Fisher, Susan Myers, Lisa Kane Low, and Catherine Ruhl, "Transfer from Planned Home Birth to Hospital: Improving Interprofessional Collaboration," *Journal of Midwifery & Women's Health* 59, no. 6 (November 1, 2014): 624–634. https://doi.org/10.1111/jmwh.12251; Amelia Hill, "Home Birth: 'What the Hell Was I Thinking?' " *The Guardian*, April 15, 2011, sec. Life and style. http://www.theguardian. com/lifeandstyle/2011/apr/16/home-birth-trial-or-rewarding.

第十章 医疗护理中的孕产妇死亡和种族差异： 难以明言且难逃干系

1 Marian F. MacDorman, Eugene Declercq, Howard Cabral, and Christine Morton, "Recent Increases in the U.S. Maternal Mortality Rate: Disentangling Trends from Measurement Issues," *Obstetrics & Gynecology* 128, no. 3 (September 2016): 447–455. https://doi. org/10.1097/AOG.0000000000001556.

2 "Health Spending." OECD Data. Accessed September 16, 2018. http://data.oecd.org/healthres/health-spending.htm.

3 CDC, "Pregnancy Mortality Surveillance System | Maternal and Infant Health | CDC," January 16, 2019. https://www.cdc.gov/ reproductivehealth/maternalinfanthealth/pregnancy-mortality-surveillance-system.htm.

4 CDC, "Pregnancy Mortality Surveillance System | Maternal and Infant Health."

5 CDC, "Pregnancy Mortality Surveillance System | Maternal and

Infant Health"; Daniel B. Nelson, Michelle H. Moniz, and Matthew M. Davis, "Population-Level Factors Associated with Maternal Mortality in the United States, 1997–2012," *BMC Public Health* 18, no. 1 (August 13, 2018): 1007. https://doi.org/10.1186/s12889-018-5935-2.

6   Rebecca M. Puhl and Chelsea A. Heuer, "Obesity Stigma: Important Considerations for Public Health," *American Journal of Public Health* 100, no.6 (June 2010): 1019–1028. Accessed October 3, 2018. https://www.ncbi.nlm.nih.gov/ pmc/articles/PMC2866597/.

7   Amy M. Kilbourne, Galen Switzer, Kelly Hyman, Megan Crowley-Matoka, and Michael J. Fine, "Advancing Health Disparities Research within the Health Care System: A Conceptual Framework," *American Journal of Public Health* 96, no. 12 (December 2006): 2113–2121. https://doi.org/10.2105/AJPH.2005.077628.

8   Joses A. Jain, Lorene A. Temming, Mary E. D'Alton, Cynthia Gyamfi-Bannerman, Methodius Tuuli, Judette M. Louis, Sindhu K. Srinivas, et al., "SMFM Special Report: Putting the 'M' Back in MFM: Reducing Racial and Ethnic Disparities in Maternal Morbidity and Mortality: A Call to Action,"*American Journal of Obstetrics & Gynecology* 218, no. 2 (February 2018): B9–B17. https://doi.org/10.1016/j.ajog.2017.11.591.

9   Alan Nelson, "Unequal Treatment: Confronting Racial and Ethnic Disparities in Health Care," *Journal of the National Medical Association* 94, no. 8 (August 2002): 666–668.

10 Brian D. Smedley, Adrienne Y. Stith, and Alan R. Nelson, eds., *Unequal Treatment: Confronting Racial and Ethnic Disparities in Health Care (with CD)* (Washington, DC: National Academies Press, 2003). https://doi.org/10.17226/12875.

11 K. A. Schulman, J. A. Berlin, W. Harless, J. F. Kerner, S. Sistrunk, B. J. Gersh, R. Dubé, et al., "The Effect of Race and Sex on Physicians' Recommendations for Cardiac Catheterization," *The New England Journal of Medicine* 340, no. 8 (February 25, 1999): 618–626. https://doi.org/10.1056/NEJM199902253400806.

12 Keith Payne, Laura Niemi, and John M. Doris, "How to Think about 'Implicit Bias,' " *Scientific American*, March 27, 2018. Accessed September 12, 2018. https://www.scientificamerican.com/article/how-to-think-about-implicit-bias/; "Project Implicit." Accessed September 12, 2018. https:// implicit.harvard.edu/implicit/. And the following article from 1998 is a classic: A. G. Greenwald, D. E. McGhee, and J. L. Schwartz. "Measuring Individual Differences in Implicit Cognition: The Implicit Association Test," *Journal of Personality and Social Psychology* 74, no. 6 (June 1998): 1464–1480.

13 AAMC, "Diversity in the Physician Workforce: Facts and Figures 2014." Accessed September 23, 2018. https://www.aamc.org/data/workforce/ reports/439214/workforcediversity.html; AAMC, "Section II: Current Status of the U.S. Physician Workforce," AAMC Interactive Report. Accessed September 23, 2018. http:// www.aamcdiversityfactsandfigures.org/section-ii-current-status-of-us-physician-workforce/index.html.

14 U.S. Census Bureau, "QuickFacts: UNITED STATES." Accessed September 23, 2018. https://www.census.gov/quickfacts/fact/table/US/PST045217.

15 Jordan J. Cohen, Barbara A. Gabriel, and Charles Terrell, "The Case for Diversity in the Health Care Workforce," *Health Affairs* 21, no. 5 (September 1, 2002): 90–102. https://doi.org/10.1377/

hlthaff.21.5.90.

16 Devah Pager, Bart Bonikowski, and Bruce Western, "Discrimination in a Low-Wage Labor Market: A Field Experiment," *American Sociological Review* 74, no. 5 (October 1, 2009): 777–799. https://doi.org/10.1177/000312240907400505.

17 Katherine L. Milkman, Modupe Akinola, and Dolly Chugh, "Temporal Distance and Discrimination: An Audit Study in Academia," *Psychological Science* 23, no. 7 (July 1, 2012): 710–717. https://doi.org/10.1177/0956797611434539.

索引

译后记

　　我是一名病理医生，在经过大约二十年的医学院教育和医院工作之后，我的生活就像绝大多数医生那样平静却无趣，平平无奇又日复一日的生活让我萌生出了探索新领域的想法。想起自己一度热爱的写作，想起自己一度蠢蠢欲动的翻译梦想，也想起自己对医学人文领域的兴趣，2022 年初，经由刘玮老师引荐，我开始了《生育笔记》的翻译工作。

　　《生育笔记》讲述了产科经常出现，但是谁也不希望它们出现的状况，孕吐、基因问题、偶发瘤、早产、死胎、大出血等，这本书既关于病人，也关于医生。在作者动情讲述的一个个惊心动魄的故事里，孕妇、产妇和胎儿仿佛随时和死神擦肩而过。在大多数情况下，就像作者在书中说到的那样，医生就像戴着兜帽的卡戎，每天的任务就是引导患者穿越死亡，重获新生。

　　书中给我印象最深的故事之一，是瓦莱丽胎盘早剥大出血的故事。瓦莱丽在怀孕 40 周的时候因为剧烈的腹痛被送进了作者所在的医院，入院时心跳和血压已经不正常了。跟随作者紧张的笔触，我们仿佛亲眼看见孕妇的血液从血管里汩汩涌出，孕妇和她肚子里的孩子命悬一线，产科、儿科、麻醉科、护理的医务人员在她身边挤作一团，迅速大量地给孕妇输血和灌药，用尽各种方法想止住子宫的大出血，并枕戈待旦时刻准备着在无计可施时切除子宫。终于，他们从死神手里把瓦莱丽抢了回来，我的心也跟着落了地。

　　当然，由于这本书的作者是一位母胎医学专家，她日常接触的患者很多都有超乎寻常的危重和紧急情况，所以她笔下大多也是些让人心跳加速的故事。不过实际上在每一家医院的产科、外科、儿科、急诊科，甚至在我们这个医生和患者通常根本不会见面的病理科，类似的精彩故事也每天都在上演。这些故事有的温情脉脉，有的险象环生，有的令人唏嘘泪下，有的让人义愤填膺。如果有机会听到这些故事，你就会看到某个带着几分冷漠、说话也不太委婉的中年女医生，已经连上了三个夜班，而且自己的孩子还发着热；你会看到那位在一个 24 岁姑娘的手术台上焦急等待快速病理报告的妇科医生，在得到"良性肿瘤"的结果时如释重负；你会看到那个默默蹲在门诊大厅角落里一言不发的英俊小伙儿，刚在入职体检中查出了恶性度很高的肾癌；你会看到那位被女儿搀扶着的步伐迟缓的老人，已经被两家大医院诊断了一种目前全世界都毫无办法的病，但他不甘心，辗转千里又来到最权威的医院想再看一次……这些故事能让病人看到永远亮如白昼的手术室里也有阴影，看到那些看起来斩钉截铁的医生心底深藏不露的柔情，也能让医生们从不同的角度审视和思考自己的工作，在重视患者病症的同时，也更加理解患者各自的困境并尽量给予回应。

可惜的是，我们国内医院里每天发生的那些故事，那些比抖音和小红书精彩百倍千倍的真实的医患故事，很少会被记录下来。相比之下，在翻译引进的作品中，像葛文德的"医生三部曲"（《医生的修炼》《医生的精进》《最好的告别》），以及穆克吉的《众病之王：癌症传》等诸多或温情或宏大的杰出医学人文类作品读者甚众，读来令人赞叹和感动。

不得不承认，中国的医生们太忙了，看不完的门诊，做不完的手术，写不完的病历，每天都在疲于奔命，应付人的肉体已经捉襟见肘，哪里还有额外的精力去翻检人心？不过自 2011 年"叙事医学"的概念被引入国内后，国内已经陆续开始开设叙事医学的课程，创办相关杂志并出版专门的教材。希望在叙事医学的滋养下，我们也能有越来越多的医生逐渐萌生出对医学人文类写作的兴趣和热情，书写越来越多我们自己的医患故事。

医院的工作非常繁忙，这本书的翻译，都是我在工作的空隙里完成的，日拱一卒，聚少成多。尤其感谢刘玮老师在翻译过程中给予我的各种指导和帮助，感谢我们医院产科的张红嫒、检验科的路超、超声科的李玉超几位同事对书中一些专业术语阐释的指导。因水平和经验有限，书中难免有各种不足或错误，恳请各位读者和专家批评指正。

2023 年 1 月

于山东第一医科大学附属省立医院